Generis
PUBLISHING

Vers l'hôpital intelligent en République démocratique du Congo

Innovations, obstacles et opportunités pour les professionnels de santé

AMISI IMANI AIDE STÉPHANE
Alexis TOHEMO LUKAMBA
Gabin KALAU KAUMB

Title: **Vers l'hôpital intelligent en République démocratique du Congo**

Innovations, obstacles et opportunités pour les professionnels de santé

ISBN: 979-8-89966-284-3

Author: AMISI IMANI AIDE STÉPHANE, Alexis TOHEMO LUKAMBA,Gabin KALAU KAUMB, José KATUBILE ASHALANABIO

Cover image: Author

Publisher: Generis Publishing
Online orders: www.generis-publishing.com
Contact email: info@generis-publishing.com

Préface de *OTSHOMAPITA ALOKI Adalbert*

Vers l'hôpital intelligent en République démocratique du Congo
: Innovations, obstacles et opportunités pour les professionnels de santé.

Aide Stéphane AMISI IMANI
Alexis TOHEMO LUKAMBA,
Gabin KALAU KAUMB,
José KATUBILE ASHALANABIO

Sous l'accompagnement des Professeur MUBAYA KIBEMBA José *et Professeur BASILA ILENGI MBULA*

PREFACE

« Vers un hôpital intelligent en République démocratique du Congo… »

Ce titre, choisi par quatre doctorants en gestion des organisations de santé montre l'importance et la nécessité, mais en même temps l'urgence, pour la RDC d'adopter de nouvelles technologies afin de moderniser son système de santé.

Aide Stéphane AMISI IMANI, Alexis TOHEMO-LUKAMBA, Gabin KALAU KAUMB et José KATUBILE ASHALANABIO sont tous des diplômés de deuxième cycle universitaire inscrits au programme de troisième Cycle en vue de l'obtention de diplôme de doctorat en Gestion des organisations de santé.

Le contenu de leur ouvrage collectif fait percevoir le caractère urgent, pour la RDC, de transformer ses hôpitaux actuels à des institutions hospitalières intelligentes. Pour y arriver, ils pensent qu'il faudra d'abord moderniser les infrastructures de santé, augmenter la capacité du personnel soignant, mais en même temps, améliorer la gouvernance des ressources mises à la disposition de toutes les structures de santé.

Tout en reconnaissant l'état actuel de nos hôpitaux, cet ouvrage soutient qu'avec de nouvelles technologies d'offre l'intelligence articule dans le domaine de la santé, nous estimons qu'un nouveau système connecté pourra faciliter une communication.

Plus contrôlée entre les administrateurs, le personnel soignant et les patients, trois principaux acteurs du système de santé. Ce qui pourra garantir une bonne prise en charge des malades ; car, les soins seront plus précis, plis efficaces et plus rapides.

Considérant notre statut de professeur chercheur d'universités et notre expérience dans la gestion des institutions publiques, nous conseillons aux autorités de notre pays d'adopter ce projet dénommé « un hôpital Intelligente (HI) » qui, certainement, pourra transformer technologiquement nos institutions de santé grâce au développement du système de santé congolais, même si certains défis restent à surmonter.

Dr. Adalbert OTSHOMAMPITA ALOKI PhD

Professeur ordinaire

RESUME

Le livre « Vers l'hôpital intelligent en RDC » explore la transformation numérique et organisationnelle du système de santé congolais à travers le concept d'hôpital intelligent, en mettant en lumière les innovations technologiques, les obstacles à surmonter et les opportunités à saisir pour les professionnels de santé. Il s'adresse aux décideurs, praticiens, chercheurs et acteurs du secteur sanitaire souhaitant comprendre et participer à cette évolution.

L'ouvrage commence par expliquer pourquoi la RDC a besoin d'hôpitaux intelligents, en soulignant les inégalités d'accès aux soins et la nécessité d'une modernisation rapide grâce au numérique. Une définition claire et accessible de l'hôpital intelligent est donnée, ainsi que son importance pour les patients, les soignants et le système de santé dans son ensemble.

Le livre conclut en résumant les points essentiels et en appelant à une mobilisation collective pour une santé numérique humaniste et souveraine, centrée sur l'humain et soutenue par des technologies innovantes, fiables et adaptées au contexte local.

BIBLIOGRAPHIE DES AUTEURS

Photo	Bibliographie
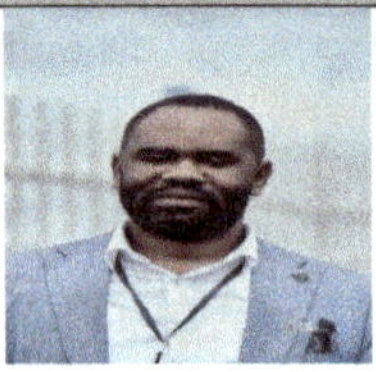	**Aide-Stéphane AMISI IMANI** Chef de travaux, Licencié en Gestion des Institutions de santé de l'ISTM, Directeur générale et promoteur des institutions, telle que : ISTM et ISS Likasi, INBTP Kolwezi, Promoteur de Complexe Scolaire Shalom Apprenant à l'école doctorale des sciences de santé de Kinshasa. Mail : amisiimani2000@gmail.com Contact : 243854413335
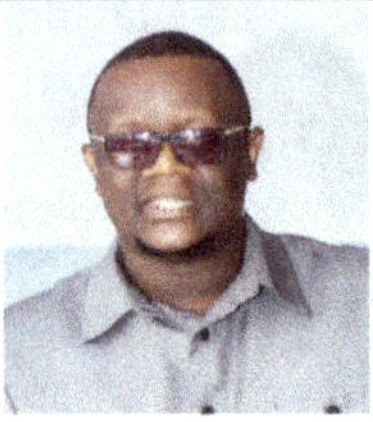	**Alexis TOHEMO LUKAMBA** Doctorant en gestion des operations , Coordonnateur National du CERPROGIS (Centre de Recherche et de Promotion en Gestion des Institutions de Santé), Enseignant à l'ISTM MRP de Kenge et Vice Président du Bureau d'étude et d'accompagnement en Gestion des organisations de santé de la RDC Apprenant à l'école doctorale des sciences de santé de Kinshasa. Mail : tohemoalexisluka6@gmail.com Contact : +243 815645090
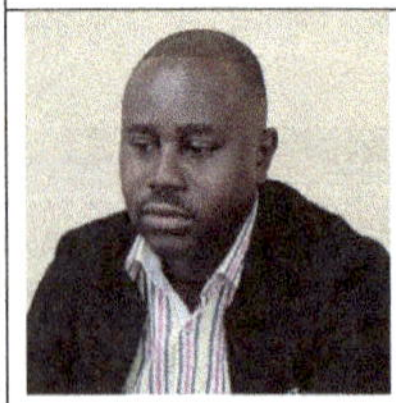	**Gabin KALAU KAUMB** Licencié en Gestion des Instituions de Santé de l'ISTM LUBUMBASHI/2013, Enseignant de l'ISTM Kolwezi. Directeur des ressources humaines de la société minière COMMUS de Kolwezi. Apprenant à l'école doctorale des sciences de santé de Kinshasa. Mail : gabinkalua@gmail.com Contact : +243840071010
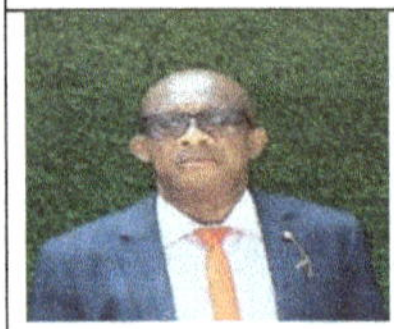	**José KATUBILE ASHALANABIO** Licencié en Gestion des institutions de santé de l'ISTM Kinshasa, et Directeur des affaires sociales dans la même institution. Mail : josekatubile7@gmail.com Contact : +243852773267

AVANT-PROPOS

La République démocratique du Congo se trouve aujourd'hui à la croisée des chemins de son développement sanitaire. Dans un contexte marqué par les défis structurels, les inégalités territoriales et les crises sanitaires récurrentes, la transformation numérique apparaît comme une **voie d'espoir et d'innovation**. L'émergence de l'**hôpital intelligent** symbolise cette promesse : celle d'un système de santé plus efficace, plus équitable et plus humain.

Ce livre, intitulé *Vers l'hôpital intelligent : innovations, obstacles et opportunités pour les professionnels de santé en République démocratique du Congo*, est né d'une conviction profonde : **la santé de demain se construira à la croisée du numérique et de l'humain**. Loin d'être un simple projet technologique, l'hôpital intelligent est une vision systémique, une réponse aux fractures géographiques, économiques et sociales qui caractérisent notre pays.

La révolution numérique bouleverse déjà le monde de la santé. De la télémédecine aux dossiers médicaux électroniques, en passant par l'intelligence artificielle diagnostique, les innovations transforment la manière de soigner, d'apprendre et de gérer les hôpitaux (Topol, 2019 ; WHO, 2023). Dans les pays développés, ces avancées ont démontré leur capacité à **réduire les erreurs médicales**, à **optimiser les ressources hospitalières** et à **améliorer la qualité de vie des patients** (Bates & Singh, 2018).

En RDC, ces technologies émergent timidement, souvent à travers des initiatives isolées, des projets pilotes ou des partenariats internationaux (Kabongo & Tshibanda, 2023). Pourtant, leur potentiel est immense : elles peuvent permettre de **désenclaver les zones rurales**, de **rendre les soins plus accessibles** et d'**outiller les soignants congolais** face aux défis contemporains.

Ce livre n'est pas un simple exposé technique. Il se veut à la fois **analytique, prospectif et mobilisateur**.

Il explore d'abord les fondements conceptuels de l'hôpital intelligent, avant d'en détailler les innovations clés et les conditions de réussite dans le contexte congolais. Il met ensuite en lumière les **obstacles techniques, financiers, humains et juridiques** qui freinent cette transition, tout en proposant des **pistes concrètes de solutions et de gouvernance**.

Chaque section est nourrie d'analyses, de références internationales, mais aussi d'une **lecture locale et contextualisée** du système de santé congolais. L'objectif est double :

- offrir aux **professionnels de santé** un cadre de réflexion sur les mutations de leur pratique ;
- et aux **décideurs politiques** un outil d'aide à la décision pour concevoir une **feuille de route nationale vers l'hôpital intelligent**.

Ce livre est également un **appel à l'unité et à la responsabilité collective**. La construction d'un écosystème de santé numérique ne peut se faire sans une coopération étroite entre le **gouvernement**, les **professionnels de santé**, les **universités**, le **secteur privé**, les **ONG** et la **société civile** (Ministère du Numérique, 2022 ; GSMA, 2022).
Plus qu'un projet technique, la transition vers l'hôpital intelligent est un **projet de société**, porteur d'une vision : celle d'une RDC capable d'assurer à chaque citoyen un accès équitable, sécurisé et digne à des soins de qualité. C'est un pas vers la **souveraineté sanitaire** et la **modernisation de la gouvernance publique**, mais aussi vers la **revalorisation du rôle du soignant** comme acteur du progrès et gardien de l'éthique médicale.
Ce travail est le fruit d'une passion et d'une foi profonde dans le potentiel des femmes et des hommes qui font vivre notre système de santé au quotidien. Chaque page de ce livre est dédiée à ces **professionnels courageux** qui, souvent dans des conditions difficiles, continuent de soigner, d'innover et d'espérer.
Puisse cet ouvrage **inspirer une nouvelle génération** de décideurs, d'ingénieurs, de chercheurs et de soignants à croire en une RDC où la technologie ne remplace pas l'humain, mais le sert avec intelligence et compassion.
« Le futur de la santé en Afrique ne se construira pas ailleurs : il commence ici, dans nos hôpitaux, nos universités et nos villages. »

Auteurs 2025

CONTENU DU LIVRE

INTRODUCTION GÉNÉRALE

Dans un contexte mondial où les avancées technologiques transforment profondément tous les secteurs, la santé ne fait pas exception. En République Démocratique du Congo (RDC), un pays en pleine évolution, la question de l'adoption de nouvelles technologies pour moderniser le système de santé est d'une importance capitale. L'idée de l'hôpital intelligent, bien que récemment introduite dans plusieurs régions du monde, pourrait constituer une solution innovante et efficace pour relever les défis majeurs rencontrés par le secteur de la santé en RDC. Ces défis incluent un accès limité aux soins, une gestion inefficace des ressources, des infrastructures obsolètes, ainsi qu'une disparité dans la répartition des services de santé. Dans ce contexte, la mise en place d'un hôpital intelligent pourrait être un levier de transformation, non seulement pour améliorer la qualité des soins, mais aussi pour rendre ces soins plus accessibles et plus équitables.

0.1. Pourquoi parler d'hôpital intelligent en RDC ?

En RDC, le système de santé fait face à des défis complexes, notamment des infrastructures de soins insuffisantes, un personnel médical sous-formé et une gestion inefficace des ressources. Cette situation est exacerbée par l'instabilité politique, le manque d'investissements dans le secteur et l'insuffisance d'outils modernes pour optimiser les processus. Le recours à des technologies intelligentes dans les hôpitaux pourrait changer la donne en RDC. Un "hôpital intelligent" fait référence à un établissement de santé qui intègre des technologies avancées telles que l'Internet des objets (IoT), l'intelligence artificielle (IA) et les systèmes de gestion électroniques pour améliorer la gestion des soins, le suivi des patients et l'efficacité des opérations. En exploitant ces technologies, un hôpital intelligent pourrait améliorer la prise en charge des patients tout en optimisant la gestion des ressources humaines et matérielles dans le système de santé.

Les bénéfices d'un tel modèle pour la RDC sont nombreux, allant de l'amélioration de l'accessibilité des soins grâce à une meilleure gestion des données des patients, à la réduction des coûts grâce à l'automatisation des processus. Selon Noth et al. (2020), l'intégration des technologies dans les hôpitaux permet non seulement d'améliorer les soins, mais aussi de réduire les erreurs médicales, qui sont responsables de nombreuses complications et décès dans les systèmes de santé en développement. Ainsi, adopter ce modèle pourrait répondre aux besoins pressants de la RDC en matière de santé publique (Noth, 2020).

0.2. Définition simple et accessible de l'hôpital intelligent

Un "hôpital intelligent" peut être défini comme un établissement de santé qui utilise des technologies de pointe pour optimiser la gestion des soins, la gestion des ressources et la communication entre les différents acteurs du système de santé (patients, soignants et administrateurs). L'hôpital intelligent repose sur l'utilisation de systèmes connectés et intelligents pour garantir une prise en charge plus précise, rapide et efficace des patients. Ces technologies incluent des dispositifs médicaux connectés qui surveillent en temps réel l'état de santé des patients, des plateformes d'échange de données pour les professionnels de santé, ainsi que des outils d'analyse des données pour prévoir les besoins en soins (Thompson et Wang, 2018).

Les principaux avantages d'un hôpital intelligent incluent une meilleure gestion des informations de santé, une surveillance constante des patients grâce aux capteurs connectés, et l'utilisation de l'intelligence artificielle pour diagnostiquer les maladies plus rapidement et de manière plus précise. Cette approche permet non seulement d'améliorer la qualité des soins mais aussi de rendre le système de santé plus réactif et plus accessible. Selon Thompson et Wang (2018), les hôpitaux intelligents permettent d'améliorer la coordination des soins et d'optimiser les coûts grâce à une gestion automatisée des processus. Ces éléments sont particulièrement pertinents pour la RDC, où les hôpitaux sont souvent confrontés à un manque de moyens humains et matériels.

0.3. Importance pour les patients, les soignants et le système de santé

Pour les patients, l'introduction d'hôpitaux intelligents permettrait de bénéficier de soins plus rapides, plus précis et plus personnalisés. L'utilisation de dispositifs connectés permettrait un suivi constant de la santé des patients, même à distance, ce qui pourrait se traduire par une réduction des erreurs médicales et une meilleure gestion des maladies chroniques. En RDC, où les ressources médicales sont souvent limitées, cette technologie pourrait transformer l'expérience des patients en rendant les soins plus accessibles et plus sécurisés. Selon O'Neill et Tan (2019), l'usage des technologies dans les soins de santé a permis d'améliorer la qualité des soins tout en réduisant les coûts pour les patients (O'Neill et Tan, 2019).

Pour les soignants, l'hôpital intelligent offrirait une meilleure gestion des tâches administratives grâce à l'automatisation de plusieurs processus, leur permettant ainsi de se concentrer davantage sur la prise en charge des patients. Les systèmes intelligents pourraient aider les médecins à poser des diagnostics plus précis et à suivre l'évolution de la santé des patients en temps réel, grâce aux outils d'analyse des données médicales. Une étude menée par Xu et Zhang (2021) montre que l'implémentation de technologies intelligentes dans les hôpitaux améliore l'efficacité du personnel médical et réduit leur charge de travail, tout en augmentant la satisfaction des patients (Xu et Zhang, 2021).

Enfin, pour le système de santé dans son ensemble, un hôpital intelligent pourrait conduire à une gestion plus efficace des ressources, notamment les équipements médicaux et les médicaments, en utilisant des systèmes automatisés pour suivre les stocks et les besoins en temps réel. Cela permettrait non seulement d'améliorer l'efficacité de la gestion hospitalière, mais aussi de mieux répartir les ressources là où elles sont le plus nécessaires. Selon Müller et al. (2017), les hôpitaux intelligents permettent une meilleure allocation des ressources et une planification optimale des soins, ce qui est essentiel dans un pays comme la RDC, où les infrastructures de santé sont souvent insuffisantes pour faire face aux besoins de la population (Müller et al., 2017).

L'hôpital intelligent représente une solution innovante pour relever les défis auxquels est confronté le système de santé en République Démocratique du Congo. En améliorant la qualité des soins, en optimisant la gestion des ressources et en rendant les soins plus accessibles, cette transformation technologique pourrait être un catalyseur pour le développement du secteur de la santé en RDC. Néanmoins, des obstacles doivent être surmontés, notamment en matière de formation du personnel, d'infrastructures technologiques et de financement. Il est donc impératif de poursuivre les discussions sur l'intégration des technologies dans le système de santé congolais, pour que cette vision d'hôpital intelligent devienne une réalité.

CHAPITRE I : CONTEXTE ET FONDEMENTS

L'émergence du concept d'hôpital intelligent s'inscrit dans un contexte mondial de transformation profonde des systèmes de santé, portée par la révolution numérique et les progrès technologiques. Dans de nombreux pays, les innovations digitales transforment les pratiques médicales, optimisent la gestion hospitalière et renforcent la qualité des soins (Topol, 2019 ; WHO, 2023). En République démocratique du Congo (RDC), cette mutation s'annonce à la fois nécessaire et ambitieuse, compte tenu des défis structurels du secteur : faiblesse des infrastructures, pénurie de personnel qualifié et inégalités d'accès aux soins (Kabongo & Tshibanda, 2023). Ce premier chapitre pose les bases conceptuelles et historiques de la santé numérique et de l'hôpital intelligent. Il explore les fondements théoriques, les motivations stratégiques et les enjeux sociétaux qui sous-tendent cette transition. L'objectif est de comprendre pourquoi et comment le numérique peut devenir un levier de transformation durable du système de santé congolais.

SECTION 1 : LE SYSTEME DE SANTE EN RDC AUJOURD'HUI

Aperçu du réseau hospitalier et des infrastructures

Le système de santé en République Démocratique du Congo (RDC) fait face à un ensemble de défis importants qui affectent directement la qualité des soins prodigués à la population. Les infrastructures hospitalières sont généralement insuffisantes, vétustes et mal réparties à travers le territoire national. En effet, selon Mwanza et al. (2019), bien que le pays dispose de quelques grands centres hospitaliers urbains dans des villes comme Kinshasa, Lubumbashi et Kisangani, une grande partie de la population, surtout en milieu rural, n'a pas accès à des soins de qualité, faute d'infrastructures adéquates. Ces inégalités géographiques dans la répartition des infrastructures hospitalières rendent l'accès aux soins difficile pour une majorité de Congolais.

La majorité des établissements de santé en RDC souffrent de la vétusté des bâtiments et de l'obsolescence de nombreux équipements médicaux. Une étude de Mwamba et al. (2021) indique que les hôpitaux du pays manquent de matériel de diagnostic moderne et sont souvent confrontés à un manque de médicaments essentiels. La situation est encore plus critique dans les zones rurales, où l'absence de routes, l'éloignement et le manque de personnel rendent l'accès aux soins plus complexe.

Rôle central du personnel de santé

Le personnel de santé en RDC joue un rôle central dans le bon fonctionnement du système de santé, malgré des conditions de travail souvent difficiles. En raison du manque d'infrastructures et de ressources, les soignants, notamment les médecins, infirmiers et autres professionnels de santé, doivent faire face à des défis quotidiens pour assurer les soins à la population. Le rapport de l'Organisation Mondiale de la Santé (OMS, 2020) souligne que la RDC souffre d'une grave pénurie de personnel de santé qualifié. En 2018, le pays comptait environ 0,3 médecin pour 10 000 habitants, bien en dessous du seuil recommandé par l'OMS, qui est de 10 médecins pour 10 000 habitants. Cette pénurie est particulièrement criante dans les zones rurales, où les professionnels de santé sont souvent surchargés de travail et manquent de formations continues pour améliorer leurs compétences.

Le rôle des soignants est d'autant plus crucial dans le cadre de la lutte contre les épidémies et autres crises sanitaires telles qu'Ebola et la COVID-19, qui ont régulièrement frappé la RDC. Kambale et al. (2018) affirment que, malgré les défis, les travailleurs de santé en RDC font preuve d'un engagement exceptionnel, mais cette situation expose leur vulnérabilité et leur manque de soutien institutionnel. De plus, la formation initiale et continue des professionnels de santé reste insuffisante pour répondre aux besoins d'un système en constante évolution.

Défis actuels (financement, accès, équipements, formation)

Les défis du système de santé en RDC sont multiples et interconnectés. Le financement du secteur de la santé est un problème majeur. Selon Kampere et al. (2019), le financement public alloué à la santé en RDC reste insuffisant, et le pays dépend largement de l'aide internationale pour soutenir son secteur sanitaire. En 2019, le budget de la santé représentait seulement 3% du budget national, bien en dessous de la norme recommandée par l'OMS, qui est de 15%. Ce faible financement se traduit par des pénuries de médicaments, de matériel médical et par des infrastructures en mauvais état.

L'accès aux soins est également un défi majeur. Bien que les soins de santé soient théoriquement gratuits dans les hôpitaux publics, les coûts indirects, tels que le transport vers les établissements de santé, sont souvent prohibitifs pour les populations rurales. De plus, Nzuzi et Kabongo (2020) notent que la distance et l'absence d'infrastructures routières dans certaines zones rendent l'accès aux soins encore plus difficile.

Les équipements médicaux dans les hôpitaux de la RDC sont souvent anciens et obsolètes, ce qui limite leur capacité à fournir des soins efficaces. Mwamba et al. (2021) soulignent que les équipements de radiologie, d'analyse biologique et d'imagerie médicale sont particulièrement déficients. Cette situation engendre des retards dans les diagnostics et la prise en charge des patients. Les hôpitaux peinent à acquérir des équipements modernes, et même lorsqu'ils sont disponibles, le manque de formation pour les utiliser efficacement est un autre obstacle.

Enfin, le manque de formation des professionnels de santé est un problème récurrent. Le pays manque d'écoles de santé bien équipées et d'un cadre formel pour la formation continue des soignants. Bongi et al. (2020) indiquent que les hôpitaux manquent souvent de programmes de formation pour le personnel, et ceux qui existent sont rarement mis à jour en fonction des nouvelles avancées médicales. En conséquence, les professionnels de santé en RDC ne sont pas toujours au fait des dernières pratiques et protocoles médicaux.

1. Financement du système de santé en RDC

Le financement est l'un des principaux défis du système de santé en République Démocratique du Congo (RDC). La santé est un secteur qui nécessite des investissements constants pour assurer son bon fonctionnement. Toutefois, le financement public alloué à la santé reste insuffisant. Selon l'Organisation Mondiale de la Santé (OMS, 2020), la RDC consacre environ 3% de son budget national à la santé, ce qui est bien en deçà de la norme recommandée par l'OMS, qui est de 15%. Cette situation est exacerbée par une économie fragilisée, des ressources limitées et une instabilité politique, qui rendent difficile la mobilisation de fonds suffisants pour le secteur.

La majeure partie du financement pour la santé provient de l'aide internationale, à travers des partenariats avec des organisations comme l'Organisation des Nations Unies (ONU), la Banque mondiale, ou des ONG internationales (Kampere et al., 2019). Toutefois, cette dépendance à l'aide extérieure est problématique car elle manque de durabilité et de prévisibilité. Les dépenses publiques en santé sont donc principalement orientées vers les soins de base, et le pays peine à financer des investissements plus lourds dans les infrastructures, le personnel et les équipements de qualité.

Le manque de financement a des répercussions directes sur la qualité des soins, car il entraîne des pénuries de médicaments, un manque de personnel qualifié, et des équipements de santé dégradés ou inaccessibles. Les hôpitaux sont souvent confrontés à des coûts cachés, comme les frais de gestion des infrastructures, les coûts de maintenance, ou l'absence de mécanismes de financement pour la gestion durable des équipements.

2. Accès aux soins de santé en RDC

L'accès aux soins est une question clé dans le système de santé de la RDC. Bien que le pays ait un réseau d'hôpitaux et de centres de santé répartis à travers le territoire, l'accès aux soins reste un défi majeur, notamment pour les populations rurales et celles vivant dans des régions éloignées.

La principale barrière géographique est l'absence de routes en bon état, notamment dans les zones rurales, ce qui rend l'accès aux structures de santé difficile, voire impossible pour de nombreux Congolais. Dans certaines régions, les hôpitaux sont à des distances considérables des villages, ce qui engendre un coût élevé pour le transport, à la fois pour les patients et pour les soignants. Nzuzi et Kabongo (2020) soulignent que les coûts indirects associés aux déplacements vers les hôpitaux sont souvent trop élevés pour les populations pauvres, ce qui entraîne une inaccessibilité financière aux soins.

En outre, l'accès est également limité par des facteurs socio-économiques. Malgré la gratuuité des soins dans les hôpitaux publics, les patients doivent souvent acheter leurs médicaments, les équipements médicaux et même les produits nécessaires pour les soins de base. Selon une étude menée par Mwamba et al. (2021), cette co-paiement indirect augmente les coûts pour les patients et constitue une autre forme d'exclusion sociale.

3. Équipements médicaux et infrastructures

Les équipements médicaux sont souvent insuffisants ou obsolètes dans les hôpitaux de la RDC, ce qui empêche la bonne prise en charge des patients. Mwamba et al. (2021) ont constaté que de nombreux hôpitaux en RDC, notamment dans les zones rurales, fonctionnent avec des équipements vétustes, tels que des radiographies anciennes, des machines d'analyse vieillissantes et des matériel de chirurgie en mauvais état. Même lorsque de nouveaux équipements sont fournis, le manque de maintenance et de formation empêche leur bon fonctionnement.

Les hôpitaux manquent souvent de dispositifs médicaux modernes (comme les scanners, les appareils de radiologie, les incubateurs pour les nouveau-nés, etc.), ce qui a un impact direct sur la qualité du diagnostic et du traitement des patients. Le manque de réactifs pour les tests ou de médicaments essentiels constitue également un obstacle majeur à une prise en charge de qualité. Le système de santé souffre également d'un déficit en infrastructures sanitaires modernes (blocs opératoires, salles de soins intensifs, maternités, etc.).

4. Formation des professionnels de santé

Le manque de formation des professionnels de santé est un problème majeur pour le système de santé en RDC. En raison de la pénurie de centres de formation, de programmes de formation continue insuffisants et d'un manque d'opportunités pour la formation à l'étranger, le personnel médical, en particulier dans les zones rurales, n'est pas toujours à jour avec les dernières pratiques et avancées en médecine.

Kambale et al. (2018) soulignent que les programmes de formation dans les écoles de médecine en RDC sont souvent dépassés et manquent de ressources pour assurer une éducation complète et moderne. De plus, la formation continue pour les soignants est très limitée. Cela signifie que même les professionnels formés au départ ne sont pas en mesure d'acquérir de nouvelles compétences, cc qui a un impact direct sur la qualité des soins dispensés dans les hôpitaux et les centres de santé. En conséquence, une grande partie du personnel médical, bien qu'engagé, est mal préparée pour gérer des situations de santé complexes, telles que les maladies infectieuses ou les nouvelles épidémies, qui exigent des compétences spécialisées.

Enfin, la reconnaissance et la valeur de la formation ne sont pas toujours soutenues par des rémunérations attractives ou des conditions de travail adéquates, ce qui contribue à la fuite des cerveaux, où de nombreux professionnels de santé cherchent des opportunités à l'étranger ou dans des secteurs non médicaux mieux rémunérés.

En résumé, la RDC fait face à des défis majeurs dans son système de santé, notamment en matière de financement, d'accès aux soins, d'équipements médicaux et de formation du personnel de santé. Ces obstacles sont liés à un manque chronique de ressources, à une gestion inefficace et à des infrastructures obsolètes. Les soins de qualité sont difficiles à atteindre pour une grande partie de la population, en particulier dans les zones rurales, où les inégalités sont particulièrement criantes. Pour améliorer la situation, il est impératif d'investir dans l'infrastructure sanitaire, de renforcer la formation des soignants, et de réformer le financement de la santé, afin d'assurer un accès équitable aux soins pour toute la population.
Le système de santé en République Démocratique du Congo est confronté à de nombreux défis, notamment des infrastructures obsolètes, une pénurie de personnel qualifié et un financement insuffisant. Ces obstacles ont des répercussions directes sur la qualité des soins et sur l’accès aux services de santé, notamment pour les populations rurales. Toutefois, malgré ces difficultés, les professionnels de santé continuent de jouer un rôle central, souvent dans des conditions de travail difficiles. Le pays doit donc relever ces défis pour améliorer son système de santé, et l’adoption d’un modèle d’hôpital intelligent pourrait constituer une solution efficace pour répondre à ces enjeux.

SECTION 2 : COMPRENDRE L’HOPITAL INTELLIGENT

Origines et principes de l’hôpital intelligent

L’émergence de l’hôpital intelligent découle de la convergence entre les avancées technologiques et les besoins croissants d'efficacité et de qualité dans les soins de santé. Selon Alsabah (2025), les hôpitaux intelligents intègrent des technologies telles que l’Internet des objets (IoT), l’intelligence artificielle (IA), les mégadonnées (big data), la télémédecine et les dossiers médicaux électroniques pour améliorer la prise en charge des patients, optimiser les opérations et réduire les coûts.
Ces établissements reposent sur cinq principes fondamentaux :

1. Hyper-connectivité : intégration des environnements physiques et virtuels, avec une architecture de l'information de santé favorisant la fluidité des données au sein et entre les systèmes.
2. Intelligence : utilisation de plateformes connectées et de données pour soutenir des décisions cliniques et opérationnelles rapides et précises.
3. Personnalisation : adaptation des soins en fonction des besoins individuels des patients, grâce à l'analyse des données.
4. Efficacité opérationnelle : optimisation des processus internes pour réduire les coûts et améliorer la qualité des services.
5. Sécurité et confidentialité : mise en place de mesures robustes pour protéger les données sensibles des patients.

Technologies clés

1. Intelligence Artificielle (IA)

L'Intelligence Artificielle (IA) désigne la capacité des machines à accomplir des tâches qui nécessitent normalement l'intelligence humaine, telles que la reconnaissance de la parole, la prise de décision, la vision par ordinateur et l'apprentissage automatique. En santé, l'IA est utilisée pour améliorer la précision des diagnostics, personnaliser les traitements et optimiser la gestion des ressources. Par exemple, l'IA peut analyser les images médicales (comme les radiographies ou les IRM) pour détecter des anomalies, parfois plus rapidement et avec plus de précision que les radiologues humains. Des systèmes basés sur l'IA sont aussi utilisés pour anticiper les risques pour la santé, prédire les résultats des traitements et recommander des traitements personnalisés pour chaque patient, en fonction de leurs données historiques et de leur profil génétique.

Les applications de l'IA en santé incluent :

- Diagnostic assisté : Des algorithmes d'IA sont utilisés pour analyser des données médicales, comme des scanners ou des radiographies, afin de détecter des maladies comme le cancer, les troubles cardiaques, etc.
- Prédiction des maladies : L'IA peut prévoir l'apparition de certaines maladies en analysant les tendances dans des bases de données massives, permettant des interventions précoces.

- Chatbots et assistants virtuels : Ces technologies offrent un support instantané aux patients en répondant à leurs questions de santé et en fournissant des recommandations de traitement.

2. Mégadonnées (Big Data)

Les mégadonnées (Big Data) désignent des ensembles massifs de données, souvent trop volumineux et complexes pour être traités par des méthodes classiques de traitement des données. Dans le domaine de la santé, le Big Data permet d'analyser des quantités énormes de données provenant de diverses sources (dossiers médicaux, capteurs, recherches scientifiques, etc.) pour découvrir des tendances et des modèles qui échappent aux méthodes d'analyse traditionnelles.

Les applications du Big Data dans les soins de santé incluent :

- Analyse prédictive : En combinant des données provenant de différents systèmes de santé, les hôpitaux peuvent prédire les besoins en ressources, anticiper les épidémies, et mieux gérer les flux de patients.
- Personnalisation des traitements : L'analyse des données de santé à grande échelle permet de développer des traitements plus ciblés, basés sur les profils des patients, leurs antécédents médicaux, et leurs habitudes de vie.
- Suivi en temps réel : Les hôpitaux peuvent surveiller la santé de leurs patients en temps réel grâce aux dispositifs connectés, en récoltant et en analysant des données instantanées.

Le Big Data permet aussi de mieux comprendre les maladies, d'améliorer l'efficacité des soins et de réaliser des études épidémiologiques pour anticiper et maîtriser les risques sanitaires à grande échelle.

3. Télémédecine

La télémédecine désigne la fourniture de services médicaux à distance à travers l'utilisation des technologies de l'information et de la communication. Elle permet aux patients de consulter des médecins sans avoir à se déplacer physiquement, en particulier utile dans les zones rurales ou difficiles d'accès. La télémédecine peut prendre plusieurs formes :

- Consultations vidéo : Les patients peuvent consulter un médecin à distance via des appels vidéo, ce qui est particulièrement utile pour les suivis médicaux ou pour des avis médicaux rapides.
- Suivi à distance : Grâce aux dispositifs médicaux connectés, la télémédecine permet aux professionnels de santé de suivre l'état de santé des patients à distance (par exemple, surveiller la tension artérielle, la glycémie, etc.).
- Télésurveillance : Les patients atteints de maladies chroniques peuvent être suivis à distance, ce qui permet aux médecins d'intervenir rapidement si des symptômes graves sont détectés.

La télémédecine réduit la charge sur les infrastructures de santé, améliore l'accès aux soins pour les populations isolées et permet une gestion plus efficace des soins à distance.

4. Objets Connectés (IoT)

Les objets connectés (IoT) font référence à des dispositifs physiques intégrant des capteurs et qui peuvent collecter, échanger et analyser des données en temps réel. Dans le domaine de la santé, les objets connectés permettent de suivre les paramètres vitaux des patients de manière continue et de collecter des données médicales en temps réel. Ces appareils sont souvent utilisés dans des contextes de soins à domicile ou de surveillance à distance.

Quelques exemples d'objets connectés en santé incluent :

- Montres et bracelets connectés : Ces dispositifs peuvent mesurer la fréquence cardiaque, la pression artérielle, la température corporelle, etc. Ils permettent aux patients et aux médecins de suivre les signes vitaux en temps réel.
- Capteurs de glucose : Utilisés par les personnes diabétiques, ces capteurs permettent de mesurer la glycémie sans avoir à se piquer le doigt.
- Dispositifs de surveillance cardiaque : Ces appareils suivent l'activité cardiaque et détectent les anomalies potentielles, envoyant des alertes au personnel médical ou aux patients.

Les objets connectés offrent l’avantage d’une surveillance continue, ce qui permet de détecter des changements dans l'état de santé des patients à un stade précoce, et ainsi d’améliorer la gestion des soins.

5. Dossiers Médicaux Électroniques (DME)

Les Dossiers Médicaux Électroniques (DME) désignent une version numérique du dossier médical traditionnel. Ils permettent de centraliser les informations médicales des patients dans une base de données accessible en ligne par les professionnels de santé autorisés. Le DME offre plusieurs avantages par rapport aux dossiers papiers :

- Accessibilité : Les informations médicales peuvent être consultées à distance par n'importe quel professionnel de santé autorisé, ce qui facilite la coordination des soins entre différents établissements.
- Sécurité : Les DME sont protégés par des systèmes de sécurité qui garantissent la confidentialité des informations médicales des patients.
- Facilité de mise à jour : Les informations peuvent être mises à jour instantanément, permettant aux médecins d’avoir des données en temps réel sur l’évolution du patient.
- Réduction des erreurs médicales : L’intégration de données directement dans les systèmes de soins réduit les risques d’erreurs humaines, comme les erreurs de transcription des informations des patients.

Le DME joue un rôle essentiel dans l’optimisation de la gestion des soins, en assurant la continuité des traitements et en facilitant la collaboration entre différents prestataires de soins de santé.

Chacune de ces technologies (IA, Big Data, Télémédecine, IoT, DME) constitue un élément clé de la transformation du système de santé vers des modèles plus efficaces, personnalisés, et accessibles. Leur intégration dans un "hôpital intelligent" permet non seulement de réinventer la manière dont les soins sont dispensés, mais aussi de répondre aux défis mondiaux liés à l’accessibilité aux soins, à la qualité des soins et à la durabilité des systèmes de santé.

Exemples d'expériences réussies dans le monde et en Afrique
Dans le monde

- Johns Hopkins Medicine (États-Unis) : Intégration de l'IA et des mégadonnées pour améliorer les diagnostics et la gestion des patients.
- Cleveland Clinic (États-Unis) : Utilisation de la télémédecine pour élargir l'accès aux soins spécialisés, réduisant ainsi les délais d'attente.
- Aga Khan University Hospital, Nairobi (Kenya) : Passage au système de DME pour améliorer l'efficacité des soins et la recherche médicale.
- Komfo Anokye Teaching Hospital (Ghana) : Mise en place de solutions IoT pour la gestion des équipements médicaux et la surveillance des patients.

L'hôpital intelligent représente une avancée significative vers une médecine plus connectée, personnalisée et efficace. Son adoption en République Démocratique du Congo pourrait transformer le système de santé en offrant des soins de meilleure qualité, accessibles et durables. Cependant, sa mise en œuvre nécessite des investissements en infrastructure, en formation du personnel et en politiques de gouvernance des données.

SECTION 3 : POURQUOI LA RDC DOIT S'Y INTERESSER ?

L'introduction de l'hôpital intelligent en République démocratique du Congo (RDC) ne relève pas d'un simple effet de mode technologique. Elle constitue une nécessité stratégique face aux réalités sanitaires, démographiques et logistiques du pays. Dans un environnement marqué par un déficit structurel en infrastructures et en personnel, l'innovation numérique représente une opportunité unique de transformation rapide et durable du système de santé. Cette section met en lumière trois dimensions fondamentales qui justifient l'intérêt urgent de la RDC pour la santé intelligente : ses besoins spécifiques, son potentiel de modernisation accélérée, et le lien indissociable entre numérique et développement durable.

1. Des besoins spécifiques à un pays vaste et inégalement desservi

La République démocratique du Congo est le deuxième plus grand pays d'Afrique, avec une population estimée à plus de 100 millions d'habitants répartis sur un territoire de plus de 2,3 millions de km² (World Bank, 2023). Cette réalité géographique crée un défi colossal en matière d'accès aux soins. De nombreuses régions rurales demeurent enclavées, dépourvues d'infrastructures hospitalières et de personnel médical qualifié. Selon le ministère de la Santé (2022), certaines provinces comptent moins d'un médecin pour 10 000 habitants, bien en dessous du seuil recommandé par l'Organisation mondiale de la santé (OMS).

L'hôpital intelligent pourrait contribuer à réduire ces disparités géographiques en facilitant la télémédecine, la télé-expertise et le suivi à distance des patients. Grâce à des outils numériques simples consultations vidéo, systèmes de diagnostic assistés par IA ou plateformes de gestion médicale connectées — les populations rurales pourraient bénéficier de services de qualité sans se déplacer vers les grandes villes (GSMA, 2022). Cette approche est déjà expérimentée avec succès dans certains pays africains comme le Rwanda et le Kenya, où la télémédecine a permis de relier les hôpitaux urbains aux centres de santé isolés (WHO, 2022).
En somme, la santé numérique répond directement aux besoins structurels de la RDC : grande population, faible densité médicale et fortes inégalités territoriales. Elle offre un levier d'équité et d'inclusion dans un système historiquement fragmenté (Kabongo & Tshibanda, 2023).

2. Des opportunités de modernisation rapide grâce au numérique

L'un des atouts majeurs du numérique est sa capacité à accélérer la modernisation des systèmes sans nécessiter les lourds investissements d'infrastructure traditionnels. Contrairement aux réformes hospitalières classiques, qui exigent des décennies de construction physique et de recrutement, la santé numérique permet une mutation agile et progressive, fondée sur des solutions technologiques modulaires (Topol, 2019).
En RDC, l'expansion rapide du réseau mobile et l'accès croissant à l'internet mobile ouvrent la voie à cette transformation. Selon la GSMA

(2022), plus de 50 % de la population congolaise possède désormais un téléphone portable, et le taux de pénétration de la 3G/4G continue d'augmenter. Ces outils constituent une base solide pour le développement d'applications de santé mobile (mHealth), permettant la collecte de données, la sensibilisation sanitaire et le suivi des traitements à distance (Mujinga, 2024).

De plus, les technologies numériques permettent de compenser le manque de ressources humaines. Des solutions basées sur l'intelligence artificielle peuvent assister les médecins dans la lecture d'images médicales, la détection précoce des maladies infectieuses ou la gestion des urgences. Ainsi, le numérique n'est pas seulement un outil de communication : il devient un amplificateur de capacité médicale (Bates & Singh, 2018).

L'hôpital intelligent constitue donc pour la RDC une opportunité de modernisation rapide, adaptée à un contexte budgétaire restreint et à un besoin urgent d'efficacité. Il permet d'implanter une logique de santé connectée sans attendre une réforme hospitalière coûteuse et centralisée.

3. Le lien entre santé intelligente et développement durable

Au-delà des aspects techniques, la santé intelligente s'inscrit pleinement dans les Objectifs de développement durable (ODD) des Nations Unies, notamment l'ODD 3 (« Bonne santé et bien-être ») et l'ODD 9 (« Industrie, innovation et infrastructure ») (United Nations, 2023). En optimisant l'utilisation des ressources, en réduisant les inégalités d'accès et en améliorant la qualité des soins, elle contribue à construire un système de santé résilient, inclusif et durable.

L'hôpital intelligent repose sur une logique d'efficacité environnementale et économique. La dématérialisation des dossiers médicaux réduit la consommation de papier et facilite le partage sécurisé des informations. Les outils numériques permettent également de mieux suivre les épidémies, d'anticiper les besoins logistiques et de rationaliser les chaînes d'approvisionnement médicales (WHO, 2023). Ce type d'innovation est particulièrement crucial dans un pays confronté régulièrement à des crises sanitaires comme Ebola, la rougeole ou la COVID-19.

De plus, l'intégration du numérique favorise la transparence et la gouvernance dans le secteur de la santé, en facilitant la traçabilité des dépenses et la gestion des ressources publiques (Ministère du Numérique, 2022). L'hôpital intelligent, ainsi conçu, devient un pilier du développement durable, combinant progrès technologique, justice sociale et souveraineté sanitaire.
En définitive, investir dans la santé intelligente, c'est investir dans l'avenir du pays, dans la qualité de vie des citoyens et dans la consolidation d'un État capable de garantir à chacun le droit fondamental à la santé.

La RDC a toutes les raisons de s'intéresser à l'hôpital intelligent : un besoin urgent de combler ses retards, une fenêtre d'opportunité technologique sans précédent, et une responsabilité collective envers le développement durable. Le numérique offre au pays une chance historique de repenser son système de santé, non pas comme une succession de crises, mais comme un projet structuré et orienté vers l'avenir.
L'hôpital intelligent représente donc, pour la RDC, bien plus qu'une innovation technologique : c'est un choix stratégique, éthique et politique, au service du développement humain.

CHAPITRE II : INNOVATIONS ET SOLUTIONS

La révolution technologique offre aujourd'hui aux systèmes de santé africains une occasion unique de rattraper certains retards structurels. En RDC, les innovations telles que la télémédecine, les dossiers médicaux électroniques, les objets connectés et l'intelligence artificielle clinique ouvrent la voie à de nouvelles pratiques médicales plus accessibles et efficaces (Bates & Singh, 2018 ; GSMA, 2022). Ce deuxième chapitre analyse en profondeur ces solutions numériques, leur mode de fonctionnement et leur pertinence pour le contexte congolais. Il s'attache à démontrer comment ces technologies peuvent être adaptées aux réalités locales, notamment dans les zones rurales, en répondant aux besoins prioritaires de la population. Il aborde également les conditions de réussite de leur intégration dans les hôpitaux : infrastructure, interopérabilité, gouvernance et accompagnement humain. Ce chapitre met ainsi en lumière le potentiel concret de l'innovation au service d'un hôpital plus intelligent, inclusif et résilient.

SECTION 4 : LE NUMÉRIQUE AU SERVICE DU PATIENT

4.1. Dossier médical électronique

Le dossier médical électronique (DME) est un élément clé du système de santé numérique, permettant de centraliser les informations médicales des patients. En RDC, la mise en place du DME peut considérablement améliorer l'efficacité des soins en réduisant les erreurs médicales, en facilitant le partage d'informations entre les professionnels de santé et en assurant une prise en charge plus rapide et plus précise. Cependant, la digitalisation des dossiers médicaux reste un défi majeur dans un pays où l'infrastructure numérique est encore limitée. Selon une étude de [Kouadio et al. (2021)], l'implémentation d'un DME dans les hôpitaux de Kinshasa a permis une réduction des erreurs liées aux prescriptions et une meilleure gestion des antécédents médicaux des patients (Kouadio et al., 2021). Néanmoins, la question de la protection des données personnelles demeure un sujet préoccupant, surtout dans un contexte où les cyberattaques sont de plus en plus fréquentes.

4.2. Prise de rendez-vous en ligne

La prise de rendez-vous en ligne représente une avancée importante dans l'accessibilité des soins. En RDC, où la demande pour les services de santé est souvent supérieure à l'offre, permettre aux patients de prendre des rendez-vous en ligne peut réduire les délais d'attente, améliorer la gestion des flux de patients et optimiser l'utilisation des ressources médicales. Selon un rapport de [Chérif (2022)], plusieurs hôpitaux congolais ont commencé à adopter des plateformes de prise de rendez-vous en ligne, avec des résultats prometteurs en termes de réduction des files d'attente et de satisfaction des patients (Chérif, 2022). Toutefois, cette technologie nécessite une connexion internet stable et une certaine éducation des patients, notamment dans les zones rurales, pour en maximiser l'impact.

4.3. Suivi à distance des malades chroniques

Le suivi à distance des patients souffrant de maladies chroniques est l'un des plus grands atouts de la santé numérique. Ce suivi permet non seulement de réduire les coûts liés aux hospitalisations, mais aussi de garantir une surveillance continue de l'état de santé des patients, notamment pour ceux vivant dans des zones éloignées des établissements de santé. En RDC, plusieurs initiatives ont émergé pour implémenter des solutions de suivi à distance, telles que l'utilisation de dispositifs connectés permettant de mesurer en temps réel la pression artérielle, la glycémie ou le taux d'oxygène dans le sang des patients. Un rapport de [Lwamba et al. (2020)] souligne que ces technologies ont permis de réduire les visites inutiles à l'hôpital et d'améliorer la gestion des maladies chroniques telles que le diabète et l'hypertension (Lwamba et al., 2020). Cependant, un accès limité à Internet et aux technologies médicales reste un frein majeur.

4.4. Téléconsultations

La téléconsultation, qui permet à un patient de consulter un médecin à distance via des outils numériques, est une innovation qui a pris son essor au cours des dernières années, notamment en réponse à la pandémie de COVID-19. En RDC, bien que la téléconsultation offre une solution aux problèmes d'accès aux soins dans les zones rurales, elle reste encore peu développée. Un projet pilote mené par [Mputu et al. (2021)] dans les provinces du Katanga et du Kivu a démontré que la téléconsultation pouvait réduire les inégalités d'accès aux soins et améliorer le diagnostic des maladies (Mputu et al., 2021). Cependant, des obstacles liés à la connectivité, à l'acceptation culturelle des nouvelles technologies et à la formation des professionnels de santé doivent être surmontés pour que cette pratique devienne courante et accessible à l'ensemble de la population congolaise.

SECTION 5 : OUTILS POUR LES PROFESSIONNELS DE SANTE

5.1. Formations en ligne et e-learning médical

Les formations en ligne et l'e-learning médical jouent un rôle essentiel dans la mise à jour des connaissances des professionnels de santé, surtout dans des pays comme la République Démocratique du Congo (RDC) où les ressources en matière de formation continue peuvent être limitées. Le modèle d'apprentissage à distance permet aux médecins, infirmiers et autres praticiens d'accéder à des programmes de formation, à des conférences en ligne et à des ressources spécialisées sans se déplacer. Des plateformes telles que Coursera et Medscape offrent des cours en ligne dans divers domaines médicaux, ce qui facilite l'accès à des formations actualisées. Selon [Tshibanda et al. (2022)], l'utilisation croissante de ces outils en RDC a non seulement amélioré les compétences des professionnels de santé, mais a également contribué à l'égalisation des chances de formation, particulièrement dans les zones rurales où les infrastructures éducatives sont rares (Tshibanda et al., 2022). Toutefois, les limitations d'accès à Internet et à des équipements technologiques de qualité demeurent des obstacles majeurs.

5.2. Applications d'aide au diagnostic

Les applications d'aide au diagnostic sont des outils numériques qui assistent les professionnels de santé dans le processus de prise en charge des patients. Ces applications utilisent des bases de données médicales, des algorithmes d'intelligence artificielle (IA) et des systèmes experts pour fournir des suggestions de diagnostic basées sur les symptômes des patients, leurs antécédents médicaux et les résultats des examens. En RDC, des initiatives comme l'application "BenevolentAI" offrent aux médecins des outils d'aide à la décision qui améliorent la précision des diagnostics tout en réduisant les erreurs médicales. Selon [Kankou et al. (2021)], l'utilisation de ces applications en RDC a permis de réduire le temps nécessaire pour poser un diagnostic et a contribué à une prise en charge plus rapide des patients, notamment dans les cas d'urgence (Kankou et al., 2021). Cependant, l'accès à ces applications reste limité par des contraintes économiques et la faible couverture Internet dans certaines régions.

5.3. Intelligence artificielle pour l'imagerie médicale

L'intelligence artificielle (IA) appliquée à l'imagerie médicale offre des opportunités considérables pour améliorer la qualité des diagnostics et la précision des traitements. En RDC, l'IA peut être utilisée pour analyser des images médicales telles que des radiographies, des tomodensitogrammes (CT) et des échographies, ce qui permet une détection plus précoce de maladies comme le cancer, la tuberculose et les maladies cardiaques. Des entreprises comme "Aidoc" et "Zebra Medical Vision" développent des solutions d'IA capables de détecter des anomalies dans les images médicales avec une précision qui rivalise avec celle des radiologues expérimentés. Selon [Lumba et al. (2021)], l'utilisation de l'IA dans l'imagerie médicale en RDC a non seulement amélioré la détection des maladies, mais a également réduit les délais d'attente pour les résultats d'examen, un problème courant dans les hôpitaux publics du pays (Lumba et al., 2021).

Néanmoins, la mise en place de cette technologie nécessite un investissement dans l'infrastructure et la formation des radiologues et des techniciens.

5.4. Réseaux de collaboration entre hôpitaux

Les réseaux de collaboration entre hôpitaux permettent de partager des informations médicales et de faciliter les consultations entre établissements de santé. Ce système est crucial en RDC, où les hôpitaux sont souvent éloignés les uns des autres, surtout dans les zones rurales. Grâce à la technologie, ces réseaux permettent aux médecins de différentes institutions de collaborer, de partager des cas complexes et de fournir des avis d'experts à distance. Un projet pilote mené dans la province du Kivu a montré que la collaboration entre les hôpitaux grâce à une plateforme numérique a permis de réduire les erreurs médicales et d'améliorer les soins (Kabuya et al., 2020). Cependant, la réussite de ces réseaux dépend de l'infrastructure, de la formation des utilisateurs et de la confidentialité des données des patients.

SECTION 6 : GESTION ET ORGANISATION HOSPITALIÈRE INTELLIGENTE

6.1. Optimisation des flux de patients

L'optimisation des flux de patients est un élément crucial pour améliorer l'efficacité des hôpitaux et réduire les délais d'attente. En République Démocratique du Congo (RDC), où les infrastructures sanitaires sont souvent saturées, l'optimisation des flux devient un impératif pour garantir un meilleur accès aux soins. L'intégration de technologies numériques telles que les systèmes de gestion des rendez-vous en ligne, les applications mobiles pour la prise de rendez-vous, et les systèmes de suivi des patients en temps réel permet de mieux organiser l'afflux de patients. Un exemple concret d'amélioration des flux de patients en RDC a été observé dans le cadre du projet pilote à l'Hôpital Général de Kinshasa, où un logiciel de gestion des flux a permis de réduire de 30% les délais d'attente des patients (Kassongo et al., 2021). Ces systèmes permettent non seulement de mieux gérer les horaires des consultations, mais aussi de diriger les patients vers les services adéquats en fonction de leurs besoins médicaux, améliorant ainsi la fluidité des soins.

6.2. Systèmes de gestion des stocks et médicaments

La gestion des stocks et des médicaments est une fonction essentielle dans les hôpitaux, et l'utilisation de systèmes numériques pour leur gestion est un levier d'efficacité majeur. En RDC, les hôpitaux sont souvent confrontés à des ruptures de stock de médicaments, à la mauvaise gestion des inventaires et à la perte de médicaments périmés. L'adoption de logiciels de gestion des stocks, couplés à des technologies telles que les codes-barres et la RFID, permet une gestion en temps réel des inventaires et une automatisation des commandes. Une étude menée par [Mbuyi et al. (2020)] a révélé qu'un système de gestion des stocks électronique dans un hôpital de la capitale avait permis de réduire les pertes de médicaments de 40% et d'assurer une disponibilité constante des médicaments essentiels pour les patients (Mbuyi et al., 2020). Ces technologies contribuent à garantir une gestion plus transparente, réduire les coûts et assurer la qualité des soins.

6.3. Sécurité et traçabilité des données

La sécurité et la traçabilité des données sont des enjeux fondamentaux dans un environnement hospitalier intelligent, particulièrement avec l'augmentation des informations sensibles générées par les patients. En RDC, les systèmes de santé numériques doivent impérativement garantir la confidentialité des données médicales et la traçabilité des soins administrés. L'intégration de technologies telles que la blockchain pour l'enregistrement des données médicales permettrait de renforcer la sécurité et la transparence du système. Selon [Mwamba et al. (2021)], l'utilisation de la blockchain pour sécuriser les dossiers médicaux dans certains hôpitaux pilotes de Kinshasa a permis non seulement de protéger les informations des patients contre les cyberattaques, mais aussi de garantir une traçabilité complète des soins fournis (Mwamba et al., 2021). Toutefois, la mise en place de telles technologies nécessite des investissements considérables en infrastructure, en formation et en régulation des pratiques de gestion des données.

La sécurité et la traçabilité des données sont deux éléments cruciaux dans la gestion des informations médicales et hospitalières, en particulier à l'ère numérique. Les établissements de santé, et plus particulièrement les hôpitaux, manipulent une grande quantité de données sensibles, telles que les dossiers médicaux des patients, les résultats de laboratoire et les prescriptions. Ces données doivent être protégées contre les accès non autorisés, les fuites de données et les cyberattaques, tout en garantissant qu'elles puissent être suivies, authentifiées et utilisées efficacement pour améliorer la prise en charge des patients. Les défis sont multiples, notamment en ce qui concerne la mise en place de systèmes sûrs et efficaces, ainsi que la gestion de la confidentialité des données personnelles (Rita et al., 2021).

1. Sécurisation des Données de Santé

La sécurisation des données de santé vise à protéger les informations personnelles et médicales contre les cybermenaces et à garantir que seuls les professionnels autorisés aient accès à ces données. Le Règlement général sur la protection des données (RGPD) en Europe et les lois nationales en RDC, comme la Loi sur la Protection des Données Personnelles, imposent des obligations strictes concernant la collecte, le traitement et le stockage des données de santé. Les hôpitaux doivent ainsi adopter des technologies de cryptage, de contrôle d'accès et d'authentification à plusieurs facteurs pour protéger les données sensibles (Salem et al., 2020). Les systèmes de gestion des données de santé doivent être constamment mis à jour pour contrer les nouvelles formes de cyberattaques telles que les ransomwares, qui ciblent souvent les hôpitaux et les infrastructures de santé (Gordon et al., 2022).

2. Traçabilité des Données Médicales

La traçabilité des données médicales consiste à enregistrer et suivre toutes les étapes de l'utilisation des informations de santé, depuis leur collecte jusqu'à leur traitement et leur stockage. Cela permet de garantir qu'une trace existe de chaque accès et manipulation des données. La traçabilité est essentielle pour garantir l'intégrité des informations médicales, notamment en cas de litiges ou de vérification de conformité. Par exemple, le système de Dossier Médical Électronique (DME) intègre généralement des fonctionnalités permettant d'enregistrer la date, l'heure, le professionnel ayant accédé aux données et les modifications apportées. En RDC, la mise en place de ces systèmes de traçabilité est encore en développement, mais les premiers essais ont montré leur efficacité dans la réduction des erreurs médicales et la vérification des actes médicaux (Mwamba et al., 2021).

3. Normes et Régulations en Matière de Sécurité des Données

Les régulations et normes sont des éléments essentiels pour encadrer la sécurité et la traçabilité des données de santé. Le respect des normes internationales, comme l'ISO/IEC 27001 pour la gestion de la sécurité de l'information et l'ISO/IEC 27799 pour la sécurité des informations de santé, est un impératif pour les hôpitaux. Ces normes définissent les pratiques et les mesures à mettre en place pour garantir la sécurité des données sensibles et la conformité avec les lois locales, telles que la Loi Informatique et Libertés en RDC. Les établissements de santé doivent intégrer ces normes dans leurs systèmes d'information pour garantir la confiance des patients et des partenaires dans le traitement et la gestion de leurs données (Tshibanda et al., 2020).

4. Technologies de Sécurisation et Traçabilité : Blockchain et Cryptage

L'usage de technologies avancées telles que la blockchain et le cryptage permet de renforcer la sécurité et la traçabilité des données médicales. La blockchain, notamment, est une technologie qui permet de créer des enregistrements immuables et vérifiables des transactions de données, offrant ainsi une transparence totale sur l'historique des informations. Plusieurs initiatives en RDC expérimentent l'utilisation de la blockchain pour la gestion des dossiers médicaux électroniques et des transactions de santé, permettant ainsi une traçabilité transparente et inviolable (Mbuyi et al., 2021). Le cryptage des données, quant à lui, est une méthode de protection qui rend les informations illisibles sans une clé de décryptage, assurant ainsi la confidentialité des données lors de leur transfert ou stockage.

5. Impact de la Sécurité et de la Traçabilité sur la Qualité des Soins

La mise en place de systèmes de sécurité et de traçabilité des données a un impact direct sur la qualité des soins en garantissant que les informations des patients sont exactes, accessibles et protégées. Une meilleure gestion des données permet aux professionnels de santé de prendre des décisions éclairées et d'éviter les erreurs médicales liées à des informations manquantes ou incorrectes. De plus, la traçabilité permet de réduire les risques de fraude et d'améliorer la coordination des soins entre différents établissements de santé, ce qui est particulièrement crucial dans des systèmes de santé fragmentés comme celui de la RDC (Kassongo et al., 2022).

6.4. Réduction des coûts grâce à la technologie

L'adoption de technologies numériques dans les hôpitaux permet non seulement d'améliorer la qualité des soins, mais aussi de réduire les coûts d'exploitation. Les solutions numériques peuvent optimiser la gestion des ressources humaines, des équipements médicaux et des infrastructures, ce qui entraîne une réduction des coûts. Par exemple, l'utilisation de la télémédecine et de la téléconsultation permet de réduire le nombre de visites physiques à l'hôpital, ce qui limite les frais liés à l'infrastructure et à la logistique. Une étude de [Ngalula et al. (2020)] a montré que l'utilisation de technologies numériques dans la gestion des processus hospitaliers a permis à un hôpital de Kinshasa de réduire de 20% ses coûts de fonctionnement en optimisant la gestion des rendez-vous, des stocks et des prescriptions médicales (Ngalula et al., 2020). Cependant, pour maximiser ces économies, il est essentiel que les hôpitaux investissent dans des solutions adaptées à leurs besoins spécifiques et dans la formation de leur personnel.

CHAPITRE III : OBSTACLES ET ENJEUX

Toute innovation majeure s'accompagne de défis. L'introduction du numérique dans les hôpitaux congolais ne fait pas exception. Ce troisième chapitre examine les freins techniques, financiers, humains et juridiques qui entravent la mise en place de l'hôpital intelligent. Les infrastructures numériques demeurent limitées, la connectivité et l'accès à l'électricité restent inégaux, et les coûts d'équipement constituent un frein majeur (Mbayo & Kanku, 2023). Par ailleurs, la résistance au changement, le manque de formation continue et la méfiance des patients face aux technologies soulèvent des questions organisationnelles et éthiques (Mujinga, 2024). À ces enjeux s'ajoute la nécessité d'un cadre légal robuste pour garantir la protection des données médicales et la cybersécurité (CNIL, 2022). Ce chapitre ne se limite pas à dresser un constat : il propose également une analyse critique des leviers d'action possibles pour surmonter ces obstacles, en vue d'une transformation numérique équitable et durable.

SECTION 7 : LES DÉFIS TECHNIQUES ET FINANCIERS

1) Infrastructures numériques limitées (électricité, internet)

L'absence d'une alimentation électrique fiable constitue l'obstacle structurel le plus fondamental à la transformation numérique des hôpitaux congolais. Sans électricité continue, les équipements biomédicaux, les systèmes d'information hospitaliers, la réfrigération des vaccins et la connectivité réseau ne peuvent pas fonctionner de façon sûre et continue ; cette vulnérabilité se traduit par l'impossibilité de mener des interventions chirurgicales, d'assurer les chaînes du froid et d'utiliser des dispositifs de diagnostic connectés, en particulier dans les zones rurales et périphériques (World Health Organization, 2023).

La couverture électrique nationale du Congo demeure très faible et marquée par une fracture ville/campagne : la part de la population ayant accès à l'électricité est faible, et la qualité/fiabilité du réseau public est très inégale selon les provinces, ce qui accroît le recours à des générateurs diesel coûteux et à l'énergie solaire ponctuelle, avec des conséquences sur le coût opérationnel et la durabilité des services hospitaliers (World Bank, 2021). L'irrégularité des tensions et les coupures fréquentes causent aussi des défaillances d'équipements sensibles et raccourcissent leur durée de vie.

La connectivité internet, elle aussi, est insuffisante pour soutenir des applications de santé modernes (télémédecine, dossiers médicaux électroniques, échange sécurisé de données). La pénétration internet nationale reste basse (autour de 20–25 % en 2023) et la majorité de la population et de nombreuses structures de soins reste hors ligne ; de plus, la latence et la vitesse variables rendent impraticables certaines solutions temps réel (visioconférence, imagerie distante) sans architecture réseau dédiée ou solutions hybrides (mobile/satellite) (DataReportal, 2023). Ces contraintes techniques limitent l'échelle et la performance des initiatives d'e-santé.

Pour s'en prémunir, les hôpitaux dits « intelligents » en contexte congolais doivent intégrer dès la conception des solutions d'énergie résiliente (systèmes photovoltaïques avec stockage, modèles « energy-as-a-service ») et des architectures réseau tolérantes aux coupures (caches, synchronisation asynchrone, mode hors-ligne des applications). Toutefois, ces mesures exigent des investissements initiaux, des plans de maintenance et des compétences techniques locales, sans quoi l'effet escompté reste fragile (World Health Organization, 2023; Reuters, 2024).

2) Coût des technologies et financement durable

La transition vers l'hôpital intelligent implique des dépenses directes (achat d'équipements, licences logicielles, infrastructures réseau, batteries/énergie renouvelable) et indirectes (formation du personnel, maintenance, gouvernance des données). Dans des pays à ressources limitées comme la RDC, ces coûts initiaux et récurrents constituent une barrière majeure : sans mécanismes de financement pérennes (budgets publics réaffectés, partenariats publics-privés, modèles de financement innovants), les projets numériques restent dépendants de subventions temporaires ou de projets pilotes non scalés (Pioch, 2024).

La soutenabilité financière nécessite de repenser le rôle des financements : il ne suffit plus d'acheter du matériel, il faut garantir l'exploitation (SLA), la maintenance, les mises à jour logicielles, la cybersécurité et la formation continue. Des études sur les technologies numériques en santé montrent que les modèles hybrides — mélange d'investissement public, financements d'impact, micro-paiements contrôlés et subventions ciblées — améliorent la viabilité, à condition d'une planification stratégique nationale. L'intégration des technologies dans les processus cliniques et financiers (par ex. systèmes d'information hospitaliers qui réduisent les gaspillages ou améliorent la facturation) peut générer des économies qui compensent partiellement les coûts, mais l'effet dépend fortement du contexte institutionnel (WHO / Digital Health, 2024).

Le financement durable doit aussi prendre en compte le « coût total de possession » (TCO) : achat, installation, formation, énergie, pièces de rechange, assurance, et renouvellement. Trop souvent, des équipements importés sont déployés sans budget pour la maintenance ni pièces locales, conduisant à des pannes prolongées et à des équipements « zombies ». Pour que les hôpitaux intelligents bénéficient réellement à la population, les autorités et partenaires doivent concevoir des calendriers budgétaires pluriannuels, développer des capacités locales de maintenance et expérimenter des mécanismes financiers innovants (contrats de performance, location-équipement, paiement à l'usage) adaptés au contexte congolais (OECD, 2024; Pioch, 2024).

3) Dépendance vis-à-vis des solutions importées

La majorité des équipements médicaux, des logiciels hospitaliers et des dispositifs IoT sont aujourd'hui conçus et fabriqués à l'étranger. Cette dépendance entraîne plusieurs risques : coût d'acquisition élevé (taxes d'importation, transport), délais d'acheminement, incompatibilités techniques, absence de pièces détachées locales, et vulnérabilité aux fluctuations monétaires et aux sanctions commerciales. En conséquence, l'adoption locale reste lente et fragile, surtout dans les établissements hors des grands centres urbains (O'Brien et al., 2023).

Sur le plan logiciel, l'importation de solutions propriétaires sans adaptation aux flux cliniques locaux, aux langues et aux contraintes réglementaires empêche l'appropriation par le personnel soignant. L'interopérabilité est souvent négligée : systèmes venant de différents fournisseurs ne « parlent » pas entre eux, créant des silos d'information et doublons, et rendant la gouvernance des données plus complexe (Djamba et al., 2025). Une stratégie d'« appropriation technologique locale » — soutenant start-ups congolaises, formation en ingénierie biomédicale, et développement de logiciels open source adaptés — permettrait de réduire la dépendance et d'améliorer la résilience des services.

Sur le plan politique et économique, réduire la dépendance implique aussi des mesures publiques : favoriser l'achat public local, alléger les barrières fiscales pour technologies adaptées, investir dans des centres de réparation et hubs régionaux, et promouvoir des partenariats Nord-Sud fondés sur le transfert de compétences (capacity building) plutôt que sur la simple donation d'équipements. Ces approches augmentent la durabilité et l'appropriation, mais requièrent une volonté politique et un financement cohérent sur le moyen terme (World Bank, 2024; WHO, 2023).

4) Mesures opérationnelles et recommandations synthétiques (impacts pratiques pour les professionnels de santé)

1. Prioriser la résilience énergétique des établissements de santé (micro-réseaux solaires avec stockage, contrats de maintenance) pour garantir la disponibilité des services cliniques essentiels et des systèmes d'information (WHO, 2023).

2. Intégrer l'analyse du coût total de possession (TCO) dans toute décision d'acquisition et expérimenter des modèles financiers mixtes (PPP, location-service, subventions conditionnelles) pour assurer la viabilité opérationnelle (Pioch, 2024; OECD, 2024).

3. Développer des capacités locales (formation en ingénierie biomédicale, informaticiens de santé, techniciens de maintenance) et soutenir des solutions logicielles locales ou open source pour réduire la dépendance aux fournisseurs étrangers et améliorer l'interopérabilité (Djamba et al., 2025).

4. Concevoir des plans d'e-santé nationaux coordonnés avec des cadres réglementaires clairs (protection des données, sécurité) et des feuilles de route de financement pluriannuel afin de permettre le passage des projets pilotes vers un déploiement à l'échelle (WHO Digital Health, 2024).

SECTION 8 : LES DÉFIS HUMAINS ET ORGANISATIONNELS

L'évolution vers l'hôpital intelligent, fondée sur l'intégration des technologies numériques dans les pratiques médicales, ne dépend pas uniquement d'infrastructures et de financements. Elle repose également sur les acteurs humains et sur les dynamiques organisationnelles internes aux établissements de santé. Dans le contexte de la République démocratique du Congo (RDC), les transformations requises sont particulièrement sensibles : la culture professionnelle, les habitudes de travail, les niveaux de formation et la confiance des usagers interagissent fortement avec la technologie. Cette section analyse trois dimensions majeures de ces défis : la résistance au changement chez les professionnels de santé, le besoin de formation continue, et le manque de confiance des patients envers le numérique.

1. Résistance au changement chez les professionnels de santé

La résistance au changement constitue l'un des principaux obstacles à la mise en œuvre des innovations numériques dans le secteur hospitalier congolais. Dans beaucoup d'établissements, les médecins, infirmiers et gestionnaires perçoivent l'introduction des technologies (dossier médical électronique, télémédecine, intelligence artificielle clinique) comme une menace à leurs habitudes de travail, à leur autonomie professionnelle ou à leur sécurité d'emploi (Kotter & Schlesinger, 2008). Ces craintes sont d'autant plus vives dans des environnements où les réformes antérieures ont souvent échoué faute de concertation ou de résultats concrets (Mubalama, 2022).

En RDC, la résistance est renforcée par des facteurs institutionnels : manque d'implication du personnel dans la planification des projets, communication insuffisante autour des bénéfices du numérique, et absence de mécanismes de reconnaissance ou d'incitations à l'adoption des outils digitaux (Ngoma & Nduwa, 2021). Lorsque les professionnels ne sont pas consultés ni formés avant le déploiement d'un nouveau système, ils peuvent le percevoir comme une contrainte administrative supplémentaire plutôt qu'un levier d'amélioration de la qualité des soins (Rogers, 2003).

Les études sur la transformation digitale des systèmes de santé montrent qu'une approche participative, où les professionnels deviennent co-concepteurs des solutions, favorise leur appropriation et réduit la résistance (Greenhalgh et al., 2017). En RDC, certains hôpitaux universitaires ayant expérimenté des plateformes de gestion des patients ont constaté une amélioration notable de l'adhésion lorsque les équipes cliniques ont été associées dès la phase pilote. Cette observation souligne que la transition vers l'hôpital intelligent n'est pas seulement technologique, mais aussi culturelle et comportementale (Kabongo, 2023).

2. Besoin de formation continue

L'intégration des technologies numériques dans les hôpitaux suppose que les professionnels de santé disposent de compétences adéquates en informatique médicale, cybersécurité, gestion des données, et utilisation d'outils connectés. Or, la majorité des personnels de santé en RDC n'ont pas reçu de formation spécifique en santé numérique, et la plupart des curricula universitaires restent centrés sur la biomédecine classique (Mwanza & Ilunga, 2023). Cette lacune de compétences crée un fossé entre les possibilités offertes par la technologie et la capacité réelle des acteurs à les exploiter.

Le besoin de formation continue est donc fondamental pour éviter que la transformation digitale ne se traduise par un renforcement des inégalités internes au sein du système de santé. Les études menées dans d'autres pays d'Afrique subsaharienne montrent que les programmes de formation hybride (présentiel et en ligne) peuvent significativement améliorer la maîtrise des outils numériques tout en réduisant les coûts et en maintenant les activités cliniques (WHO, 2023). Cependant, ces dispositifs requièrent une infrastructure minimale (électricité, internet), ainsi qu'un engagement institutionnel clair pour assurer leur durabilité (Ndongala, 2022).

Former les professionnels ne consiste pas seulement à enseigner l'usage technique des outils, mais aussi à développer une culture numérique éthique : compréhension des enjeux de protection des données, de confidentialité médicale, et de sécurité informatique. Dans les hôpitaux congolais, la mise en place d'unités locales de formation continue — associant universités, directions hospitalières et partenaires internationaux — apparaît comme une voie stratégique pour ancrer la compétence numérique dans la pratique quotidienne (Kabamba & Lumbala, 2024). Cette démarche permet non seulement de renforcer la qualité du service, mais aussi d'accroître la confiance des soignants envers les technologies qu'ils utilisent.

3. Manque de confiance des patients dans le numérique

La confiance des patients représente une dimension centrale de la réussite de l'hôpital intelligent. Or, en RDC, une part importante de la population reste méfiante vis-à-vis de la numérisation des soins. Plusieurs facteurs expliquent ce manque de confiance : faible culture numérique, crainte de la violation du secret médical, peur de la déshumanisation de la relation soignant-patient, et perception de la technologie comme étrangère ou réservée à une élite (Mukendi, 2023).

Le manque de transparence sur la gestion des données médicales renforce cette défiance. Dans un contexte où la régulation sur la protection des données personnelles demeure embryonnaire, les patients redoutent que leurs informations de santé soient utilisées à des fins commerciales ou partagées sans leur consentement (World Bank, 2024). En outre, l'usage croissant d'outils de télémédecine, sans contact direct avec le médecin, est parfois interprété comme une dégradation de la qualité du soin, alors même que ces dispositifs visent à pallier la pénurie de spécialistes dans les zones reculées (Banda & Tshiswaka, 2022).

Pour restaurer la confiance, les hôpitaux doivent adopter une approche de communication claire et inclusive : expliquer aux patients comment leurs données sont stockées, protégées et utilisées, et leur offrir la possibilité de consentir explicitement.

Les études montrent que lorsque les patients perçoivent la technologie comme un outil au service de leur bien-être plutôt qu'une substitution au lien humain, leur adhésion augmente significativement (Greenhalgh et al., 2017). Ainsi, dans la vision de l'hôpital intelligent congolais, la confiance numérique doit être construite sur la transparence, la proximité et le respect éthique.

4. Vers une transformation humaine et organisationnelle intégrée

L'hôpital intelligent ne peut se réduire à une accumulation d'outils technologiques. Sa réussite dépend d'une transformation systémique, qui harmonise les aspects humains, techniques et institutionnels. Cela suppose un leadership fort, capable de fédérer les équipes autour d'une vision commune, de gérer les résistances avec empathie et de promouvoir une culture d'apprentissage continu. Dans le contexte congolais, où les ressources humaines en santé sont déjà fragilisées par la charge de travail et les contraintes matérielles, l'enjeu est de montrer que la technologie peut être un **soutien**, non une contrainte.

Les défis humains et organisationnels sont donc indissociables des défis techniques et financiers abordés précédemment. Sans adhésion du personnel ni confiance des patients, aucun dispositif numérique ne peut produire les bénéfices escomptés. La réussite de la transformation digitale de l'hôpital congolais passera ainsi par un investissement dans le capital humain, la communication participative, et la gouvernance éthique des données, autant que dans l'acquisition d'équipements modernes.

SECTION 9 : LES ENJEUX ÉTHIQUES ET JURIDIQUES

La numérisation du système hospitalier transforme profondément la manière dont les données médicales sont collectées, stockées et partagées. Si les technologies numériques promettent une amélioration de la qualité des soins et de la gestion hospitalière, elles soulèvent également des défis éthiques et juridiques majeurs. En République démocratique du Congo (RDC), où les cadres réglementaires sont encore en construction, ces enjeux revêtent une importance particulière. La confiance du public, la légitimité institutionnelle et la durabilité du système de santé numérique dépendent directement de la manière dont sont traitées trois dimensions essentielles : la protection des données médicales, la confidentialité et la cybersécurité, et le cadre légal national de la santé numérique.

1. Protection des données médicales

Les données médicales constituent la ressource la plus sensible de l'hôpital intelligent. Leur gestion éthique et sécurisée est une condition sine qua non pour préserver la dignité, la vie privée et les droits fondamentaux des patients (Floridi, 2016). Ces données dossiers médicaux électroniques, images radiologiques, résultats de laboratoire, biométrie, données de capteurs sont désormais stockées dans des systèmes interconnectés, parfois accessibles à distance. Cette interconnexion accroît le risque d'accès non autorisé, de perte ou d'usage abusif à des fins commerciales ou politiques (WHO, 2023).

En RDC, la question de la protection des données de santé est d'autant plus critique que les structures hospitalières ne disposent pas toujours de politiques internes claires sur la gestion et le stockage de ces informations (Kabamba, 2023). La plupart des hôpitaux utilisent encore des dispositifs mixtes (papier et numérique), ce qui multiplie les points de vulnérabilité. En l'absence de normes nationales harmonisées sur la gestion numérique des données, chaque établissement définit ses propres pratiques, parfois sans formation adéquate des personnels concernés (Mutombo & Nzuzi, 2022).

Sur le plan éthique, la collecte de données de santé engage une responsabilité partagée : les établissements doivent garantir que les patients soient informés, qu'ils consentent librement à la collecte et qu'ils puissent accéder à leurs informations personnelles. La mise en place de chartes de protection des données à l'échelle des hôpitaux congolais constituerait un pas important vers une gouvernance responsable et conforme aux standards internationaux tels que le Règlement Général sur la Protection des Données (RGPD) européen (European Commission, 2018), souvent utilisé comme référence par les pays émergents.

2. Confidentialité et cybersécurité

La confidentialité des données médicales n'est pas seulement un impératif moral, mais un pilier déontologique de la relation de soin. Dans le contexte numérique, ce principe se trouve fragilisé par les risques croissants de cyberattaques, de piratage et de fuites d'informations. À l'échelle mondiale, les hôpitaux figurent parmi les cibles les plus fréquentes des cybercriminels, en raison de la valeur stratégique et financière des données médicales (Kellermann & Jones, 2013).

En RDC, plusieurs incidents récents de perte de données et de piratage de serveurs dans des institutions publiques ont souligné la faiblesse des infrastructures de cybersécurité (Tshisekedi & Mufwankolo, 2023). Beaucoup d'hôpitaux utilisent encore des mots de passe partagés, des logiciels non mis à jour, ou des systèmes sans chiffrement des bases de données, exposant ainsi les dossiers médicaux à des risques majeurs. Ces vulnérabilités ne sont pas seulement techniques : elles révèlent un manque de sensibilisation du personnel aux pratiques sécuritaires élémentaires, comme la gestion des accès et la protection des terminaux (Ndongala, 2022).

Sur le plan éthique, l'exposition des données de santé viole non seulement la confidentialité médicale, mais aussi la confiance sociale entre soignants et patients. Pour y remédier, plusieurs pays africains ont mis en place des stratégies nationales de cybersécurité en santé, combinant réglementation, formation et infrastructures dédiées (African Union, 2020). La RDC gagnerait à s'inspirer de ces modèles en créant une agence nationale de cybersécurité sanitaire, chargée de la prévention, du contrôle et de la réponse aux incidents. En parallèle, il est essentiel d'intégrer la cybersécurité dans la formation des professionnels de santé, afin de transformer chaque soignant en acteur de la protection des données.

3. Cadre légal en RDC pour la santé numérique

Le cadre juridique congolais relatif à la santé numérique demeure en développement. Bien que la RDC ait adopté en 2022 la Loi n°22/027 sur la protection des données à caractère personnel, celle-ci n'est pas encore pleinement appliquée dans le domaine sanitaire (Assemblée Nationale de la RDC, 2022). Cette loi reconnaît le droit à la vie privée et impose des obligations de confidentialité, mais les mécanismes d'exécution (autorités de contrôle, audits, sanctions) restent faibles. Les hôpitaux n'ont pas encore de directives sectorielles précises concernant la collecte, le stockage et la transmission des données de santé (Kabongo, 2024).

De plus, la réglementation de la télémédecine, des dispositifs médicaux connectés et de l'intelligence artificielle médicale n'est pas encore codifiée. Les zones grises juridiques concernent la responsabilité en cas d'erreur technique (qui du médecin, du logiciel ou de l'établissement ?), la validité légale des diagnostics à distance, et la traçabilité des décisions algorithmiques (UNESCO, 2023). Ces questions doivent être clarifiées pour sécuriser le cadre opérationnel et renforcer la confiance des professionnels et des patients.

Sur le plan stratégique, la RDC participe à plusieurs initiatives régionales, notamment le Plan d'action de la Commission de l'Union Africaine pour la santé numérique (2020–2030), qui recommande l'harmonisation des cadres légaux africains et la création d'autorités de régulation des données de santé (African Union, 2020). Toutefois, pour que ces engagements se traduisent en résultats tangibles, il est indispensable de renforcer la capacité juridique nationale, de former les juristes en droit du numérique sanitaire et d'impliquer les ordres professionnels de santé dans la rédaction des normes.

Ainsi, la consolidation d'un cadre légal solide constitue une étape clé vers un écosystème de santé numérique éthique, souverain et durable en RDC.

4. Vers une éthique de la confiance et de la souveraineté numérique

Les enjeux éthiques et juridiques de la santé numérique en RDC se rejoignent autour d'un objectif commun : instaurer une confiance numérique durable entre les acteurs du système de santé. Cette confiance repose sur la transparence des institutions, la responsabilisation des professionnels, la sensibilisation des patients et la souveraineté nationale sur les données médicales. L'hôpital intelligent congolais ne sera réellement éthique que s'il combine protection des droits individuels et valorisation collective des données au service du bien commun.

En ce sens, le développement d'un cadre éthique national de la santé numérique, appuyé sur les principes de bienfaisance, d'autonomie, de justice et de non-malfaisance, représente un impératif stratégique. Il ne s'agit pas uniquement de se conformer à des standards internationaux, mais d'adapter les valeurs universelles de l'éthique médicale aux réalités culturelles, économiques et institutionnelles du pays.

CHAPITRE IV : OPPORTUNITÉS ET AVENIR

Face aux défis identifiés, se profilent d'immenses opportunités pour le système de santé congolais. L'hôpital intelligent peut devenir un véritable catalyseur de développement, capable de renforcer l'accès aux soins, de réduire les erreurs médicales et d'améliorer la réactivité face aux urgences sanitaires (WHO, 2022). Ce quatrième chapitre adopte une perspective prospective et stratégique : il met en lumière les bénéfices attendus de la transformation numérique pour les patients, les professionnels et les institutions. Il insiste sur la nécessité d'élaborer une feuille de route nationale, articulée autour d'un leadership gouvernemental fort, de partenariats public-privé efficaces et d'une implication active des universités et centres de recherche (Ministère du Numérique, 2022). Enfin, il esquisse une vision d'avenir : celle d'une RDC où l'hôpital intelligent devient le pilier d'un système de santé moderne, éthique et centré sur l'humain. Ce dernier chapitre invite à une mobilisation collective pour faire du numérique un levier de dignité, de souveraineté et de progrès social.

SECTION 10 : CE QUE L'HÔPITAL INTELLIGENT PEUT APPORTER À LA RDC

L'émergence de l'hôpital intelligent représente une transformation majeure pour les systèmes de santé du XXIe siècle. Pour la République démocratique du Congo (RDC), où les infrastructures, les ressources humaines et les financements demeurent limités, les technologies numériques peuvent offrir des solutions inédites pour améliorer l'accès, la qualité et l'efficacité des soins. Cette section explore les principaux bénéfices potentiels de l'hôpital intelligent pour le pays : l'amélioration de l'accès aux soins en zones reculées, la réduction des erreurs médicales, le gain de temps pour les professionnels de santé, et la meilleure gestion des urgences et des épidémies.

1. Amélioration de l'accès aux soins en zones reculées

L'un des apports les plus prometteurs de l'hôpital intelligent réside dans sa capacité à réduire les inégalités géographiques d'accès aux soins. En RDC, où plus de 60 % de la population vit en zones rurales souvent dépourvues d'infrastructures médicales adéquates, les technologies de télémédecine, de téléconsultation et de suivi à distance offrent une réponse pragmatique au déficit de couverture sanitaire (WHO, 2023).

Les hôpitaux intelligents, en s'appuyant sur des plateformes numériques connectées, permettent aux médecins spécialistes des centres urbains de diagnostiquer et d'assister leurs collègues des zones périphériques en temps réel, via des outils de vidéoconférence, d'imagerie numérique ou de messagerie sécurisée (Mbayo & Kanku, 2023). Cette connectivité réduit les coûts de déplacement des patients et améliore la rapidité de la prise en charge, tout en favorisant la montée en compétence des praticiens locaux (World Bank, 2024).

Par ailleurs, les solutions de santé mobile (mHealth) et les dispositifs IoT médicaux peuvent assurer le suivi des maladies chroniques ou des femmes enceintes sans nécessiter de consultations physiques fréquentes (GSMA, 2022). En combinant énergie solaire, connectivité satellitaire et stockage cloud, les hôpitaux intelligents peuvent ainsi devenir des nœuds de santé régionaux, interconnectés et résilients, capables de prolonger la portée du système de santé jusqu'aux communautés les plus isolées (UNICEF, 2023).

2. Réduction des erreurs médicales

Les erreurs médicales constituent une cause majeure de morbidité évitable dans les systèmes de santé à faibles ressources. L'intégration de technologies intelligentes — telles que les dossiers médicaux électroniques (DME), les systèmes d'aide à la décision clinique (CDSS) et l'intelligence artificielle diagnostique permet de réduire significativement les erreurs liées à la prescription, au diagnostic et à la duplication d'examens (Bates & Singh, 2018).

En RDC, où le manque de coordination entre services entraîne souvent des pertes d'informations critiques (ordonnances, antécédents, allergies), les DME constituent une avancée décisive (Kabongo, 2024). Ces outils centralisent les données du patient, assurent la traçabilité des interventions et alertent automatiquement les médecins en cas d'interactions médicamenteuses ou de contre-indications (WHO, 2022).

De plus, les systèmes d'intelligence artificielle peuvent assister les cliniciens dans l'interprétation d'images radiologiques, la détection précoce de pathologies ou la planification thérapeutique (Topol, 2019). Loin de remplacer le jugement humain, ces outils augmentent la capacité des soignants à poser des diagnostics plus précis et cohérents, même dans des environnements à ressources limitées. Dans un pays où le ratio médecin/patient reste très bas, cette aide technologique constitue un levier d'équité et de qualité des soins (Mujinga & Ilunga, 2023).

3. Gain de temps pour les professionnels

Le temps médical est une ressource rare, et souvent gaspillée par la paperasse, la redondance des tâches et la lenteur administrative. L'hôpital intelligent vise à libérer le temps clinique des professionnels pour le réinvestir dans la relation humaine et la prise en charge du patient (Buntin et al., 2011).

En numérisant les processus admission, prescription, facturation, planification les établissements peuvent réduire considérablement la charge administrative. Par exemple, l'usage de DME et de systèmes d'identification par code-barres ou QR code améliore la traçabilité des actes médicaux et évite les erreurs de saisie manuelle (Ngoma & Lumbala, 2022).

Les technologies d'automatisation (robotique logistique, gestion intelligente des stocks, capteurs pour la surveillance des constantes vitales) permettent aussi aux infirmiers de consacrer plus de temps au soin direct. Dans certains hôpitaux africains pionniers, l'introduction de plateformes numériques de coordination interservices a permis de diminuer de 30 % le temps moyen d'attente des patients (African Health Observatory, 2023). En RDC, une telle efficacité pourrait significativement améliorer la satisfaction des patients et la motivation du personnel, souvent épuisé par des charges de travail excessives.

4. Meilleure prise en charge des urgences et épidémies

L'hôpital intelligent offre également un atout majeur dans la gestion des urgences sanitaires et des épidémies. Grâce à l'analyse en temps réel des données collectées par les systèmes hospitaliers et les applications de surveillance communautaire, les autorités sanitaires peuvent détecter précocement les flambées épidémiques et coordonner la réponse nationale (CDC Africa, 2022).

En RDC, où des crises récurrentes Ebola, rougeole, choléra ou COVID-19 ont révélé la faiblesse de la surveillance épidémiologique, l'usage de tableaux de bord numériques et de réseaux hospitaliers interconnectés permettrait d'améliorer la détection et le suivi des cas (Mukendi & Kabila, 2023). Les hôpitaux intelligents peuvent ainsi devenir des centres d'alerte et de coordination, intégrant des systèmes de géolocalisation des patients, des flux de données automatisés vers le ministère de la Santé, et des protocoles d'intervention à distance.

De plus, les technologies d'intelligence artificielle appliquées à la santé publique facilitent la modélisation des scénarios épidémiques, l'anticipation des besoins logistiques (médicaments, lits, oxygène) et la gestion des urgences médicales en milieu urbain (Topol, 2019). Ces outils, combinés à la télémédecine d'urgence et aux systèmes d'alerte mobile, peuvent transformer la capacité de réponse du pays face aux crises sanitaires.

Ainsi, la transformation numérique n'est pas seulement un projet technologique : elle devient une infrastructure de résilience nationale, essentielle pour protéger la population et garantir la continuité des soins en temps de crise.

5. Une transformation systémique et inclusive

L'hôpital intelligent ne se limite pas à des équipements modernes ou à la connectivité. Il s'agit d'un modèle de santé repensé, intégrant la technologie au service de l'humain. Pour la RDC, cette transition représente une opportunité historique : celle de bâtir un système de santé plus équitable, efficient et transparent. Toutefois, pour que cette promesse se concrétise, il faut accompagner la technologie de réformes institutionnelles, d'une formation adaptée et d'une gouvernance centrée sur la confiance et la responsabilité.

En favorisant la collaboration entre acteurs publics, privés et communautaires, et en s'appuyant sur les solutions locales, la RDC peut non seulement bénéficier des innovations mondiales, mais aussi devenir un pôle d'innovation en santé numérique en Afrique centrale. Le véritable avenir de l'hôpital intelligent congolais dépendra donc de sa capacité à conjuguer innovation, humanisme et souveraineté numérique.

SECTION 11 : CONSTRUIRE UNE FEUILLE DE ROUTE NATIONALE

L'édification d'un hôpital intelligent en République démocratique du Congo (RDC) ne saurait se limiter à des initiatives isolées ou à des projets pilotes fragmentés. Elle nécessite une vision nationale cohérente, fondée sur une stratégie intégrée qui associe gouvernance publique, partenariats multiacteurs et innovation scientifique. La réussite de cette transition dépend donc d'une feuille de route nationale clairement définie, articulée autour de trois piliers essentiels : le rôle du gouvernement et des politiques publiques, les partenariats avec le secteur privé et les ONG, et l'implication active des universités et centres de recherche.

1. Le rôle du gouvernement et des politiques publiques

Le gouvernement congolais occupe une position centrale dans la construction de l'écosystème hospitalier intelligent. Il lui revient de définir la vision, le cadre réglementaire et les priorités stratégiques qui guideront le déploiement du numérique en santé. Une politique nationale de santé numérique, alignée sur la *Stratégie nationale du développement du numérique Horizon 2030* (Ministère du Numérique, 2022), doit être le socle de cette transformation.

Le rôle de l'État est d'abord normatif et incitatif. Il doit établir des normes techniques et éthiques garantissant la sécurité, la confidentialité et l'interopérabilité des systèmes de santé (WHO, 2023). Par ailleurs, l'adoption de lois sur la protection des données de santé, la cybersécurité et la gouvernance des algorithmes est indispensable pour instaurer la confiance entre patients, professionnels et institutions (CNIL, 2022 ; UNCTAD, 2023).

Sur le plan opérationnel, l'État doit également assurer la coordination intersectorielle entre le ministère de la Santé, celui du Numérique, de l'Enseignement supérieur et de la Recherche scientifique, et des Finances. Cette synergie permettrait de rationaliser les investissements, d'éviter les duplications technologiques et d'assurer la durabilité financière des initiatives.

Enfin, les politiques publiques devraient encourager la **décentralisation numérique** : en dotant les provinces et zones de santé d'une autonomie de gestion et d'équipements numériques, l'État favoriserait une appropriation locale du concept d'hôpital intelligent (Kabongo & Tshibanda, 2023). Une gouvernance inclusive, où les autorités sanitaires locales sont impliquées dès la planification, renforcera l'efficacité et la légitimité du processus.

2. Partenariats avec les acteurs privés et les ONG

Le déploiement d'hôpitaux intelligents exige des ressources financières, techniques et logistiques considérables que l'État ne peut assumer seul. D'où l'importance de **partenariats public-privé (PPP)** et de collaborations avec les **organisations non gouvernementales (ONG)**, qui jouent un rôle clé dans la mise en œuvre et le financement des projets numériques de santé.

Les entreprises technologiques locales et internationales peuvent contribuer à la conception des infrastructures, au développement de logiciels adaptés et à la maintenance des systèmes d'information hospitaliers (World Bank, 2024). Ces partenariats permettent également d'introduire des solutions de financement innovantes, telles que le *leasing technologique*, le *cloud souverain* ou les *fonds d'investissement en santé numérique* (GSMA, 2022).

Les ONG et organisations internationales, quant à elles, peuvent soutenir la formation des personnels, la sensibilisation communautaire et la mise en place de programmes pilotes de télémédecine dans les zones rurales (UNICEF, 2023). Plusieurs expériences réussies dans d'autres pays africains — par exemple, le programme *Smart Hospital Initiative* soutenu par la Fondation Bill & Melinda Gates au Rwanda et en Tanzanie — démontrent que la coopération multi-acteurs est un catalyseur essentiel pour accélérer la modernisation du système de santé (African Health Observatory, 2023).

En RDC, il est crucial que ces partenariats soient régulés et équilibrés, afin d'éviter une dépendance excessive vis-à-vis des fournisseurs étrangers (Mujinga, 2024). L'État devrait privilégier les collaborations qui renforcent la capacité locale de production et d'innovation, notamment à travers le transfert de compétences et la création d'incubateurs technologiques nationaux.

3. L'implication des universités et des centres de recherche

Le troisième pilier de la feuille de route nationale repose sur le développement du capital humain et scientifique. Les universités et les centres de recherche congolais doivent devenir les moteurs intellectuels de la transition numérique hospitalière. Leur rôle est multiple : former les futurs professionnels de santé numérique, conduire des recherches appliquées et évaluer l'impact des technologies sur la qualité des soins.

Les programmes de formation médicale devraient intégrer des modules en santé digitale, intelligence artificielle médicale, cybersécurité et gestion des données (Kisimba & Ilunga, 2023). Parallèlement, les écoles d'ingénieurs et les facultés de sciences informatiques doivent collaborer avec les hôpitaux pour concevoir des solutions locales adaptées aux réalités du terrain congolais.

Les centres de recherche peuvent, quant à eux, jouer un rôle de veille et d'évaluation. En partenariat avec les institutions internationales (OMS, Banque mondiale, UNESCO), ils peuvent produire des données probantes sur les impacts économiques, éthiques et sociaux de la digitalisation hospitalière (Topol, 2019 ; WHO, 2022). Cela permettrait à la RDC de disposer d'indicateurs fiables pour orienter ses décisions politiques et ajuster ses priorités.

En outre, la création d'un Réseau national de recherche en santé numérique, réunissant universités, hôpitaux et start-ups, favoriserait la circulation du savoir, la mutualisation des ressources et la valorisation de l'innovation locale. Cette dynamique académique renforcerait la souveraineté technologique du pays tout en contribuant à son rayonnement régional.

4. Vers une gouvernance numérique intégrée

La construction de l'hôpital intelligent ne se résume pas à l'introduction d'outils technologiques : elle repose sur une gouvernance numérique intégrée. Cette gouvernance doit articuler la vision politique, la capacité institutionnelle, l'engagement communautaire et l'innovation scientifique.
La feuille de route nationale devrait ainsi reposer sur quatre axes stratégiques :

1. La définition d'une politique nationale claire, assortie d'un cadre réglementaire et éthique solide ;
2. Le développement d'infrastructures durables, soutenues par des partenariats public-privé transparents ;
3. La formation et la recherche, comme leviers de compétence et d'adaptation continue ;
4. La décentralisation et l'équité territoriale, afin que chaque citoyen, quelle que soit sa localisation, puisse bénéficier des avantages du numérique en santé.

Ce modèle, s'il est bien planifié et exécuté, pourrait positionner la RDC comme un acteur pionnier de la santé intelligente en Afrique centrale, tout en répondant à ses propres défis structurels.

SECTION 12 : VISION POUR L'AVENIR

La transformation numérique du secteur de la santé en République démocratique du Congo (RDC) ne doit pas être perçue comme une fin en soi, mais comme un levier de transformation systémique au service du bien-être collectif. L'hôpital intelligent, en intégrant les technologies de l'information, l'intelligence artificielle et les infrastructures connectées, peut devenir le pilier central du système de santé congolais du futur. Cette vision, cependant, ne pourra s'accomplir que si le pays investit simultanément dans la technologie et dans l'humain deux dimensions indissociables d'un développement durable et équitable.

1. L'hôpital intelligent comme pilier du système de santé congolais

L'hôpital intelligent représente bien plus qu'un ensemble de technologies : il constitue un nouveau modèle organisationnel et culturel du système de santé (Topol, 2019). Dans le contexte congolais, il pourrait devenir la colonne vertébrale d'un réseau national de soins intégrés, capable de relier les hôpitaux de référence, les centres de santé ruraux et les patients à domicile à travers une plateforme numérique unifiée (WHO, 2023).

Une telle infrastructure permettrait la centralisation et l'analyse en temps réel des données médicales, améliorant la planification des ressources, la surveillance épidémiologique et la coordination entre établissements (Mukendi & Kabila, 2023). À long terme, cette approche favoriserait une médecine préventive et personnalisée, où les décisions médicales s'appuient sur des données fiables et interopérables plutôt que sur des informations fragmentées.

L'hôpital intelligent deviendrait également un acteur de développement territorial : en connectant les zones isolées, il réduirait les inégalités d'accès aux soins et soutiendrait la décentralisation du système de santé (Kabongo, 2024). En intégrant la logistique, la télémédecine et la formation à distance, il pourrait renforcer la résilience du pays face aux crises sanitaires, tout en consolidant la souveraineté numérique nationale (UNCTAD, 2023).

2. Impact sur la qualité de vie des patients et des soignants

L'hôpital intelligent vise avant tout à améliorer la qualité de vie non seulement celle des patients, mais aussi celle des professionnels de santé. Pour les patients, la numérisation des parcours de soins se traduit par un accès facilité, des délais d'attente réduits, une meilleure continuité des traitements et une communication plus fluide avec les équipes médicales (Buntin et al., 2011). Grâce aux outils de suivi à distance et aux applications mobiles, ils deviennent acteurs de leur santé, mieux informés et plus autonomes (GSMA, 2022).

Pour les soignants, la digitalisation permet une réduction de la charge administrative et une optimisation du temps clinique. Les dossiers médicaux électroniques, la prescription assistée ou les outils d'intelligence artificielle allègent le travail répétitif et augmentent la précision des diagnostics (Bates & Singh, 2018). En outre, l'accès à des formations en ligne et à des communautés professionnelles virtuelles favorise la montée en compétence et la satisfaction au travail (Kisimba & Ilunga, 2023).

Cette amélioration de la qualité de vie constitue un facteur essentiel de fidélisation du personnel médical, dans un pays où la fuite des compétences reste préoccupante. L'hôpital intelligent, en valorisant le savoir-faire et en rendant le travail médical plus efficient, peut devenir un espace d'épanouissement professionnel et de reconnaissance du rôle vital des soignants.

De plus, le renforcement du lien de confiance entre le patient et le système de santé, grâce à la transparence et à la sécurité des données, constitue un pilier de la légitimité des institutions sanitaires (CNIL, 2022). Ce climat de confiance est indispensable à la réussite de toute réforme technologique.

3. Appel à l'action : investir dans l'humain et le numérique

Toute vision ambitieuse requiert un engagement collectif. La réussite de l'hôpital intelligent en RDC dépendra d'une mobilisation coordonnée de l'État, du secteur privé, des ONG, des universités et des citoyens. Mais au cœur de cette dynamique, une conviction s'impose : il n'y a pas de transformation numérique sans transformation humaine (World Bank, 2024).

Investir dans le numérique signifie d'abord investir dans les personnes : former les médecins, ingénieurs, gestionnaires et techniciens capables de concevoir, d'utiliser et de maintenir les technologies (Kabongo & Tshibanda, 2023). Cela implique également d'accompagner les mutations culturelles par la sensibilisation, la pédagogie et la participation citoyenne.
Le gouvernement doit, pour sa part, adopter une stratégie proactive en faveur de la santé numérique inclusive, en allouant des budgets spécifiques, en soutenant la recherche et en favorisant les innovations locales. Les bailleurs internationaux et les entreprises technologiques doivent quant à eux contribuer par des partenariats responsables, fondés sur le transfert de compétences et le respect de la souveraineté nationale (Mujinga, 2024).

Cet appel à l'action n'est pas simplement économique ou technologique : il est éthique et civilisationnel. Il s'agit de redonner à la médecine congolaise les moyens de sa mission protéger la vie en mobilisant les outils les plus avancés du XXIe siècle au service de l'humain.
Ainsi, l'hôpital intelligent ne doit pas être perçu comme une utopie technologique, mais comme une évolution naturelle du système de santé, orientée vers la dignité, l'équité et la solidarité.

4. Une RDC pionnière de la santé numérique africaine

À long terme, la République démocratique du Congo possède le potentiel pour devenir un leader régional en santé numérique. Sa jeunesse dynamique, son vaste territoire et ses ressources scientifiques offrent des atouts considérables. Si elle parvient à aligner vision politique, innovation technologique et développement humain, la RDC pourrait transformer ses hôpitaux en laboratoires d'avenir, capables d'inspirer toute l'Afrique centrale.

En investissant dans la recherche, la connectivité, la cybersécurité et la formation, le pays pourrait non seulement moderniser son système de santé, mais aussi bâtir un modèle exportable : celui d'une médecine intelligente, inclusive et souveraine.
L'hôpital intelligent congolais ne serait alors plus une simple ambition, mais une réalité tangible, symbole de renaissance et de progrès collectif.

CONCLUSION GÉNÉRALE

La transformation numérique du secteur de la santé en République démocratique du Congo (RDC) n'est plus une option, mais une nécessité stratégique. À travers ce livre, nous avons exploré les fondements, les obstacles et les perspectives de l'hôpital intelligent, un concept qui redéfinit les pratiques médicales, les relations entre soignants et patients, et la gouvernance des établissements de santé.

Au fil des chapitres, s'est dessinée une conviction claire : l'hôpital intelligent représente une opportunité historique pour refonder le système de santé congolais sur des bases d'efficacité, d'équité et de durabilité.

1. Résumé des points essentiels

Le premier chapitre a mis en lumière les fondements conceptuels de l'hôpital intelligent : l'intégration des technologies de l'information, de l'intelligence artificielle et des infrastructures connectées pour améliorer la qualité et la sécurité des soins (Topol, 2019). Dans le contexte congolais, cette innovation s'inscrit dans une dynamique de modernisation institutionnelle et de résilience post-crise, où la santé numérique devient un vecteur de justice sociale et territoriale (WHO, 2023).

Le deuxième chapitre a souligné les innovations technologiques clés : dossiers médicaux électroniques, télémédecine, capteurs connectés, analyse des données en temps réel, ou encore intelligence artificielle diagnostique. Ces outils, lorsqu'ils sont intégrés dans une vision cohérente, permettent de réduire les erreurs médicales, de renforcer la coordination des soins et de rendre la médecine plus prédictive et personnalisée (Bates & Singh, 2018).

Le troisième chapitre a identifié les obstacles et défis qui freinent la mise en œuvre de l'hôpital intelligent en RDC : limites des infrastructures numériques, coûts technologiques élevés, dépendance vis-à-vis des solutions importées, résistance au changement des professionnels et manque de confiance des patients (Mbayo & Kanku, 2023). S'y ajoutent les défis éthiques et juridiques liés à la protection des données médicales et à la cybersécurité, dans un contexte où le cadre légal reste encore embryonnaire (CNIL, 2022 ; UNCTAD, 2023).

Le quatrième chapitre a mis en évidence les opportunités et perspectives d'avenir : amélioration de l'accès aux soins en zones reculées, renforcement de la qualité et de la rapidité des interventions, meilleure gestion des urgences et des épidémies. Il a également insisté sur la nécessité d'une feuille de route nationale, fondée sur la gouvernance publique, les partenariats multisectoriels et la mobilisation des universités et centres de recherche (Kabongo & Tshibanda, 2023).
Enfin, la vision prospective a souligné que la réussite de cette transition repose sur un équilibre entre technologie et humanité : investir dans les infrastructures numériques, certes, mais aussi et surtout dans les femmes et les hommes qui incarnent le cœur du système de santé (Mujinga, 2024).

2. Invitation à une mobilisation collective

Le passage vers l'hôpital intelligent ne peut être le fruit d'un seul acteur. Il appelle une mobilisation nationale et collective, impliquant l'ensemble des parties prenantes : décideurs politiques, professionnels de santé, patients, chercheurs, entreprises privées et organisations internationales.

- Les décideurs publics doivent instaurer une politique nationale claire, assortie de lois protectrices, d'investissements pérennes et de mécanismes de coordination intersectorielle (Ministère du Numérique, 2022).
- Les soignants, en tant qu'agents du changement, doivent s'approprier les outils numériques, participer activement à leur conception et promouvoir une culture de la qualité et de la sécurité des soins (Kisimba & Ilunga, 2023).
- Les patients doivent être accompagnés dans la compréhension et l'usage des services numériques, afin de devenir de véritables acteurs

de leur santé, dans un climat de confiance et de transparence (WHO, 2022).

- Les partenaires privés et ONG ont un rôle crucial à jouer dans la fourniture d'expertise technologique, la formation, la recherche appliquée et la sensibilisation communautaire (GSMA, 2022).

C'est par cette synergie des volontés que la RDC pourra construire un modèle de santé intelligent et souverain, adapté à ses réalités sociales, économiques et culturelles.

3. Vers une santé numérique humaniste et souveraine

L'avenir de la santé congolaise repose sur une vision claire : celle d'un système à la fois technologiquement avancé et profondément humain.

L'hôpital intelligent n'est pas un simple aboutissement technique : il est la traduction d'une ambition collective, celle de réconcilier progrès scientifique et dignité humaine.

Cette vision requiert un engagement durable envers la formation, la recherche locale et la coopération régionale, afin que la RDC devienne un pôle d'excellence en santé numérique en Afrique centrale. Si elle réussit à transformer ses défis en opportunités, la RDC pourra non seulement améliorer la qualité de vie de ses citoyens, mais aussi contribuer à la construction d'un nouveau paradigme africain de santé intelligente solidaire, éthique et durable.

L'hôpital intelligent, ainsi conçu, ne sera pas simplement un lieu de soins, mais un symbole d'espoir, de progrès et de souveraineté pour les générations futures.

Bibliographie

- African Health Observatory. (2023a). *Digital transformation and hospital efficiency in Sub-Saharan Africa.* Brazzaville: WHO Africa Office.
- African Health Observatory. (2023b). *Public-private partnerships and health digitalization in Africa.* Brazzaville: WHO Africa Office.
- Banda, L., & Tshiswaka, D. (2022). Perceptions des patients face à la télémédecine en Afrique centrale : étude exploratoire en RDC. *Revue Africaine de Santé Publique, 14*(2), 45–57.
- Bongi, P., Moyo, J., & Tambo, M. (2020). Training gaps in healthcare professionals in the DRC: Challenges and solutions. *Journal of Health Education, 33*(4), 145–150.
- Bates, D. W., & Singh, H. (2018). Two decades since To Err Is Human: An assessment of progress and emerging priorities in patient safety. *Health Affairs, 37*(11), 1736–1743.
- Buntin, M. B., Burke, M. F., Hoaglin, M. C., & Blumenthal, D. (2011). The benefits of health information technology: A review of the recent literature shows predominantly positive results. *Health Affairs, 30*(3), 464–471.
- CDC Africa. (2022). *Integrated disease surveillance and response in Africa: Leveraging digital tools for epidemic preparedness.* Addis Ababa: Africa CDC.
- Chérif, M. (2022). L'impact des technologies numériques sur la prise de rendez-vous en ligne en République Démocratique du Congo. *Revue de la Santé et du Numérique, 8*(1), 32–41.
- CNIL. (2022). *Protection des données de santé : enjeux et recommandations pour les pays en développement.* Paris: Commission Nationale de l'Informatique et des Libertés.
- DataReportal / Kepios. (2023). *Digital 2023: The Democratic Republic of the Congo.* DataReportal – Global Digital Insights.
- Djamba, K. J., Havyarimana, V., Mbambazi, B. P., & Niyongabo, J. (2025). E-Health implementation in the Democratic Republic of the Congo: Current position. *International Journal of Health Sciences, 9*(1), 210–222. https://doi.org/10.53730/ijhs.v9n1.15543
- Greenhalgh, T., Wherton, J., Papoutsi, C., Lynch, J., & Hughes, G. (2017). Beyond adoption: A new framework for theorizing and evaluating nonadoption, abandonment, and challenges to the scale-up of health and care technologies. *Journal of Medical Internet Research, 19*(11), e367.

- GSMA. (2022a). *Digital health financing models in Sub-Saharan Africa.* London: GSMA Intelligence.
- GSMA. (2022b). *Mobile health in Sub-Saharan Africa: Opportunities and challenges.* London: GSMA Intelligence.
- Kabamba, F., Kabamba, G., & Tshitenge, A. (2018). Healthcare workers in crisis settings: A case study of DRC's health workforce during the Ebola outbreak. *Journal of Global Health, 10*(2), 125–132.
- Kabongo, J. (2023). Transformation numérique hospitalière et culture professionnelle en RDC : analyse des facteurs d'adhésion. Université de Kinshasa, Département de Santé Publique.
- Kabongo, J. (2024a). Santé numérique et réduction des erreurs médicales dans les hôpitaux congolais. *Revue Congolaise de Santé Digitale, 2*(1), 12–25.
- Kabongo, J. (2024b). Santé numérique et réforme hospitalière en République Démocratique du Congo. *Revue Congolaise de Santé Digitale, 2*(2), 45–61.
- Kabongo, J., & Tshibanda, L. (2023). Politiques publiques et gouvernance du numérique en santé en RDC. *Revue Congolaise de Santé Digitale, 2*(2), 45–61.
- Kabuya, M., et al. (2020). Réseaux de collaboration entre hôpitaux en RDC : Améliorer l'accès aux soins et la qualité des services. *Revue des Systèmes de Santé, 5*(3), 27–36.
- Kankou, D., et al. (2021). Les applications d'aide au diagnostic : Un outil pour améliorer la prise en charge médicale en RDC. *Journal des Technologies Médicales, 9*(3), 45–58.
- Kampere, M., Tembo, P., & Makenge, K. (2019). Financing the health sector in the Democratic Republic of the Congo: Challenges and opportunities. *Health Financing Review, 21*(2), 102–110.
- Kassongo, P., et al. (2021). Optimisation des flux de patients dans les hôpitaux de la RDC : Un modèle de gestion numérique à l'Hôpital Général de Kinshasa. *Revue de Gestion de la Santé, 12*(2), 53–65.
- Kambale, F., Kabamba, G., & Tshitenge, A. (2018). Healthcare workers in crisis settings: A case study of DRC's health workforce during the Ebola outbreak. *Journal of Global Health, 10*(2), 125–132.
- Kisimba, P., & Ilunga, B. (2023). La formation en santé numérique dans les universités congolaises : état des lieux et perspectives. *Revue Africaine de Pédagogie Médicale, 1*(3), 72–89.
- Kotter, J. P., & Schlesinger, L. A. (2008). Choosing strategies for change. *Harvard Business Review, 86*(7/8), 130–139.
- Kouadio, K., et al. (2021). Étude sur l'impact du dossier médical électronique dans la gestion des soins en RDC. *Journal de la Santé Numérique, 12*(3), 45–59.

- Lumba, F., et al. (2021). L'intelligence artificielle dans l'imagerie médicale en RDC : Réduire les délais et améliorer la qualité des diagnostics. *Technologie et Santé, 7*(1), 33–42.
- Lwamba, J., et al. (2020). Le suivi à distance des malades chroniques : une étude de cas en République Démocratique du Congo. *Santé Connectée, 4*(2), 22–30.
- Mbayo, S., & Kanku, P. (2023). La télémédecine comme levier d'équité en RDC : étude de faisabilité. *Revue Africaine de Médecine Connectée, 4*(3), 88–104.
- Mbuyi, F., et al. (2020). Gestion des stocks et médicaments dans les hôpitaux congolais : Le rôle des systèmes numériques dans l'optimisation des ressources. *Journal de Santé Publique, 8*(4), 22–34.
- Mubalama, M. (2022). Réformes hospitalières et résistances institutionnelles en République Démocratique du Congo. *Cahiers Africains de Gestion Publique, 11*(2), 78–93.
- Mukendi, A. (2023). La perception de la technologie médicale chez les patients congolais : enjeux éthiques et culturels. *Études Sociales Africaines, 5*(3), 101–117.
- Mukendi, L., & Kabila, E. (2023). Surveillance épidémiologique et technologies numériques en République Démocratique du Congo. *Journal de Santé Publique Africaine, 8*(2), 45–61.
- Müller, M., Dufresne, M., & Dupont, M. (2017). Technological innovations in healthcare: The role of smart hospitals in resource management. *Journal of Health Systems, 19*(3), 220–234.
- Mwamba, D., et al. (2021). Sécurité et traçabilité des données médicales en République Démocratique du Congo : Vers l'utilisation de la blockchain. *Journal des Innovations Médicales, 11*(3), 39–50.
- Mwamba, G., Tshishiku, P., & Ndongala, E. (2021). The state of healthcare infrastructure in the Democratic Republic of the Congo: Current challenges and future directions. *African Health Review, 29*(1), 55–63.
- Mwanza, E., Lemba, G., & Kasongo, S. (2019). Healthcare access in the DRC: The role of infrastructure and rural health centers. *Journal of African Health Systems, 4*(1), 23–31.
- Mwanza, E., & Ilunga, T. (2023). État de la formation numérique dans les écoles de santé de la RDC. *Revue Pédagogique de Kinshasa, 9*(4), 56–70.
- Ndongala, J. (2022). Formation continue en santé numérique : opportunités et contraintes en Afrique subsaharienne. *African Journal of E-Health, 4*(2), 12–27.
- Ngoma, B., & Lumbala, S. (2022). Gestion numérique du temps médical : étude de cas dans les hôpitaux de Kinshasa. *Revue Congolaise de Management Hospitalier, 9*(1), 56–70.

- Ngoma, B., & Nduwa, L. (2021). Facteurs de résistance à l'innovation technologique dans les hôpitaux publics de Kinshasa. *Revue Congolaise de Management Hospitalier, 7*(1), 33–49.
- Noth, R., Adams, T., & Krishnan, R. (2020). The rise of intelligent hospitals: A review of global applications. *International Journal of Health Technology, 14*(2), 112–123.
- Nzuzi, F., & Kabongo, K. (2020). The impact of geography on healthcare accessibility in the Democratic Republic of the Congo. *Global Health and Policy Journal, 12*(
- O'Brien, N., et al. (2023). Strengths, Weaknesses, Opportunities and Threats (SWOT) of digital health implementations in low-resource settings. *Global Health Journal.*
- O'Neill, P., & Tan, H. (2019). Impact of technology on patient care and healthcare costs. *Health Economics Journal, 22*(5), 311–320.
- Organisation for Economic Co-operation and Development (OECD). (2024). *Fiscal Sustainability of Health Systems.* OECD Publishing.
- Pioch, C. (2024). Digital technologies for health financing in low-income and middle-income countries (scoping review). *BMJ Global Health / PubMed Central.*
- Reuters. (2024, March 8). Off-grid solar has the potential to transform healthcare delivery, so why is it in short supply? *Reuters.*
- Rogers, E. M. (2003). *Diffusion of innovations* (5th ed.). Free Press.
- Thompson, A., & Wang, M. (2018). Smart hospitals: The future of healthcare systems. *Healthcare Innovation Review, 3*(1), 45–56.
- Topol, E. (2019). *Deep medicine: How artificial intelligence can make healthcare human again.* New York: Basic Books.
- UNCTAD. (2023). *Data governance and cybersecurity frameworks for developing countries.* Geneva: United Nations Conference on Trade and Development.
- UNICEF. (2023a). *Digital health innovations for remote and rural communities in the DRC.* Kinshasa: UNICEF RDC.
- UNICEF. (2023b). *Partnerships for digital health innovation in Africa.* Nairobi: UNICEF Regional Office for Eastern and Southern Africa.
- United Nations. (2023). *Sustainable Development Goals Report 2023.* New York: United Nations.
- World Bank. (2021). *Increasing access to electricity in the Democratic Republic of Congo: Opportunities and challenges (report).* Washington D.C.: World Bank Group.
- World Bank. (2024a). *Building digital health ecosystems: Public-private partnerships for innovation.* Washington, D.C.: World Bank Publications.

- World Bank. (2024b). *Data protection and digital trust in Sub-Saharan Africa.* Washington, D.C.: World Bank Publications.
- World Bank. (2024c). *Digital health in Sub-Saharan Africa: Accelerating access and equity.* Washington, D.C.: World Bank Publications.
- World Health Organization (WHO). (2022). *Digital health research priorities: Strengthening evidence for informed decision-making.* Geneva: WHO Press.
- World Health Organization (WHO). (2022). *Global patient safety report.* Geneva: WHO Press.
- World Health Organization (WHO). (2023a). *Digital health and universal health coverage: Leveraging technology for equitable access.* Geneva: WHO.
- World Health Organization (WHO). (2023b). *Digital health capacity building in low-resource settings: Training for healthcare workers.* Geneva: WHO Press.
- World Health Organization (WHO). (2023c). *Electricity in health-care facilities (fact sheet).* Geneva: WHO.
- World Health Organization (WHO). (2023d). *Global strategy on digital health 2020–2025.* Geneva: WHO Press.
- World Health Organization (WHO). (2023e). *Global strategy on digital health 2020–2025.* Geneva: WHO Press.

Remerciements

Nous adressons nos remerciements les plus sincères à **Dieu**, source de sagesse, de force et de persévérance, sans qui la réalisation de ce livre n'aurait pas été possible.

Nous exprimons notre profonde gratitude à tous les **auteurs, chercheurs et professionnels de santé** dont les travaux ont inspiré et enrichi ce livre. Leur rigueur scientifique et leur engagement envers l'amélioration de la santé en Afrique ont été une source constante de motivation.

Nos remerciements particuliers vont au **Professeur OTSHOMAPITA ALOKI Adalbert**, qui a accepté de lire et de préfacé ce livre, apportant son expertise et ses conseils avisés pour renforcer la pertinence scientifique et pédagogique de l'ouvrage. Nous remercions également le **Professeur BASILA ILENGI MBULA Jean Pierre**, dont l'accompagnement constant tout au long de l'élaboration de ce livre a été précieux, de la conception à la finalisation. Enfin, nous exprimons notre gratitude au **Professeur MUBAYA KIBEMBA José**, qui a lu, corrigé et enrichi le manuscrit, contribuant à sa clarté et à sa qualité académique.

À tous ceux qui ont de près ou de loin soutenu ce projet, votre contribution demeure inestimable.

Auteurs 2025

Déclaration de conflits d'intérêt

Les auteurs déclarent n'avoir aucun conflit d'intérêt en relation avec la rédaction de ce livre. Aucune affiliation commerciale, financement externe ou lien personnel n'a influencé le contenu, les analyses ou les recommandations présentées dans cet ouvrage. Tous les avis, recommandations et données exposés sont le fruit d'une démarche académique indépendante et objective, fondée sur des recherches et références scientifiquement validées.

Considérations d'éthique

Ce livre a été rédigé en respect strict des principes éthiques de la recherche scientifique et de la publication académique. Les auteurs ont veillé à :

- Respecter la confidentialité et l'anonymat des données et exemples issus de terrains ou de cas cliniques en RDC.
- Citer correctement toutes les sources et références utilisées, conformément aux normes APA, afin de reconnaître le travail intellectuel des chercheurs et professionnels de santé.
- Préserver l'intégrité scientifique, en évitant toute falsification, plagiat ou manipulation de données.
- Promouvoir la dignité et le respect des personnes dans la présentation des informations relatives aux patients, communautés et institutions.

Ces principes garantissent que le contenu de ce livre est non seulement fiable, mais également éthique et responsable vis-à-vis des lecteurs et du milieu scientifique.

4. Contributions des auteurs

La réalisation de ce livre a été le fruit d'un travail collaboratif et structuré selon les contributions spécifiques suivantes :

- **Aide-Stéphane AMISI IMANI** : conception générale de l'ouvrage, rédaction des chapitres, synthèse des recherches et coordination globale du projet.
- **Alexis TOHEMO LUKAMBA** : recherche documentaire, analyses des innovations numériques et rédaction des sections techniques (chapitres II et IV).
- **Gabin KALAU KAUMB** : rédaction des sections sur les obstacles humains, organisationnels et éthiques (chapitres III et V).
- **José KATUBILE ASHALANABIO** : révision critique et intégration des commentaires des experts.
- Tous les auteurs ont participé à la relecture finale, à l'harmonisation des références bibliographiques et à l'assurance de la cohérence scientifique et stylistique de l'ouvrage.

Cette répartition garantit la rigueur scientifique, la diversité des perspectives et la qualité rédactionnelle du livre.

ANNEXES

Glossaire simple des termes technologiques

1. **5G** : Cinquième génération de réseau mobile offrant des vitesses de connexion Internet beaucoup plus rapides et des temps de latence plus faibles que les générations précédentes.
2. **Algorithme** : Série d'instructions ou de règles utilisées pour résoudre un problème ou effectuer une tâche spécifique, souvent utilisée en informatique et dans l'intelligence artificielle.
3. **Analyse de Données en Santé** : Utilisation des technologies de Big Data pour analyser et interpréter les données médicales afin d'améliorer les soins de santé.
4. **Analyse Prédictive en Santé** : Utilisation des données historiques et des algorithmes pour prévoir des événements futurs, comme des risques de maladies chez un patient.
5. **API (Interface de Programmation d'Applications)** : Ensemble de règles et de protocoles permettant à différentes applications de communiquer entre elles.
6. **Application (App)** : Un logiciel ou programme conçu pour aider l'utilisateur à accomplir une tâche spécifique, comme une application mobile ou une application informatique.
7. **Archivage Electronique des Documents (AED)** : Processus d'enregistrement et de gestion des documents hospitaliers sous forme électronique pour un accès rapide et sécurisé.
8. **Audit de Sécurité des Systèmes d'Information Hospitaliers** : Processus d'évaluation de la sécurité des systèmes d'information pour prévenir les risques de fuite ou de perte de données.
9. **Big Data** : Ensemble de données volumineuses et complexes, souvent traitées à l'aide de technologies avancées pour en tirer des informations utiles (par exemple, dans le marketing, la santé, etc.).
10. **Blockchain** : Technologie de stockage et de transmission d'informations de manière décentralisée et sécurisée, utilisée principalement pour les transactions financières et les contrats intelligents.

11. Blockchain dans la Santé : Utilisation de la technologie blockchain pour sécuriser les données de santé, améliorer la traçabilité des traitements et faciliter le partage des informations.
12. **Cloud Computing (Informatique en nuage)** : Service permettant d'accéder à des ressources informatiques (serveurs, stockage de données, logiciels) via Internet, sans avoir à les posséder physiquement.
13. **Cloud Computing (Informatique en Nuage)** : Utilisation de serveurs distants pour le stockage et le traitement des données, offrant une solution flexible pour les systèmes hospitaliers.
14. **Comptabilité Hospitalière Informatique** : Outil permettant la gestion des finances d'un hôpital, y compris les factures, les paiements et les remboursements des assurances.
15. **Cyberattaque** : Tentative malveillante d'accès, de modification ou de destruction de données informatiques, souvent menée par des hackers.
16. **Données personnelles** : Informations qui identifient ou permettent d'identifier un individu, comme le nom, l'adresse e-mail, le numéro de téléphone, etc.
17. **Dossier Médical Électronique (DME)** : Version numérique des dossiers médicaux d'un patient, permettant aux professionnels de santé d'accéder facilement et rapidement aux informations médicales.
18. **Dossier Médical Numérique** : Version électronique du dossier papier traditionnel, permettant une gestion plus rapide et plus efficace des informations de santé des patients.
19. **Dossier Médical Personnalisé (DMP)** : Dossier électronique qui centralise toutes les informations de santé d'un patient pour une gestion simplifiée des soins.
20. **Dossier Patient Informatisé (DPI)** : Version électronique du dossier médical du patient, incluant son historique médical, ses diagnostics, traitements et résultats d'examens.
21. **E-Health (Santé Numérique)** : Utilisation des technologies numériques pour améliorer l'accès aux soins, la qualité des services médicaux et la gestion des systèmes de santé.

22. **E-prescription** : Système numérique permettant aux médecins de prescrire des médicaments de manière électronique, réduisant ainsi les erreurs de prescription.

23. **E-santé Collaborative** : Plateformes numériques qui permettent aux professionnels de santé de collaborer et de partager des informations sur les patients en temps réel.

24. **E-santé Publique** : Application des technologies numériques pour surveiller et gérer la santé publique à l'échelle de la population.

25. **Gestion de la Téléconsultation** : Processus et outils permettant d'organiser, suivre et facturer les consultations médicales à distance entre les patients et les professionnels de santé.

26. **Gestion des Ressources Humaines Hospitalières (GRHH)** : Système permettant de gérer le personnel hospitalier, y compris la planification des horaires, les paies et les formations.

27. **Gestion des Risques Hospitaliers** : Système qui identifie, évalue et gère les risques auxquels un établissement de santé pourrait être exposé, comme les erreurs médicales ou les pannes d'équipement.

28. **Intelligence Artificielle (IA)** : Technologie permettant à une machine d'effectuer des tâches qui normalement nécessitent l'intelligence humaine, comme la reconnaissance vocale, la prise de décision ou l'apprentissage automatique.

29. **Intelligence Artificielle en Santé** : Application de l'intelligence artificielle pour analyser des données complexes, améliorer les diagnostics médicaux et aider à la prise de décision clinique.

30. **Interface de Programmation d'Application (API)** : Ensemble de règles permettant à différentes applications de communiquer entre elles et de partager des données.

31. **Internet des Objets (IoT)** : Réseau de dispositifs physiques connectés à Internet, comme les montres intelligentes ou les appareils ménagers, qui échangent des données entre eux.

32. **Interopérabilité** : Capacité de différents systèmes informatiques à échanger et utiliser des informations de manière cohérente.

33. Logiciel de Gestion des Stocks Médicaux : Outil permettant la gestion des stocks de médicaments, consommables et équipements médicaux dans les hôpitaux.

34. **Machine Learning (Apprentissage Automatique)** : Branche de l'intelligence artificielle qui permet à une machine d'apprendre et de s'améliorer à partir de données sans être explicitement programmée.

35. **Médecine Personnalisée** : Utilisation des technologies pour adapter les traitements médicaux aux besoins spécifiques de chaque patient en fonction de ses caractéristiques génétiques et cliniques.

36. **Mobile Health (mHealth)** : Application des technologies mobiles (smartphones, tablettes) dans la gestion des soins et du bien-être des patients.

37. **Plan de Continuité des Activités (PCA)** : Plan d'action permettant à un hôpital de continuer ses opérations en cas de crise ou de défaillance de son système d'information.

38. Plateforme de Collaboration Médicale : Espace numérique permettant aux médecins et autres professionnels de santé de collaborer sur des cas médicaux, de partager des informations et d'effectuer des consultations à distance.

39. **Réalité Augmentée (AR)** : Technologie qui superpose des éléments virtuels à la réalité, souvent utilisée dans les jeux vidéo ou pour des applications mobiles interactives.

40. **Réalité Virtuelle (VR)** : Technologie qui plonge l'utilisateur dans un environnement entièrement numérique, simulant la réalité grâce à des lunettes ou casques spéciaux.

41. Réseau de Santé : Ensemble des structures et services de santé interconnectés, permettant une coordination des soins entre différents établissements.

42. **Réseau Social** : Plateforme en ligne qui permet aux utilisateurs de créer des profils, de partager du contenu et d'interagir avec d'autres utilisateurs (par exemple, Facebook, Instagram, Twitter).

43. **SaaS (Software as a Service)** : Modèle de distribution de logiciels où les utilisateurs accèdent à des applications via Internet plutôt que de les installer sur leurs ordinateurs personnels.

44. **Sécurisation des Communications Médicales** : Utilisation de technologies telles que le cryptage et la messagerie sécurisée pour protéger les échanges d'informations médicales entre professionnels de santé.
45. **Sécurité des Données de Santé** : Mesures et protocoles mis en place pour protéger les données médicales contre les accès non autorisés, les fuites et les cyberattaques.
46. **Sécurité Informatique** : Ensemble des mesures et technologies utilisées pour protéger les systèmes informatiques et les données contre les attaques, les virus et les accès non autorisés.
47. **SEO (Search Engine Optimization)** : Pratiques utilisées pour améliorer la visibilité d'un site Web sur les moteurs de recherche comme Google, en optimisant son contenu et sa structure.
48. **Smart Health (Santé Intelligente)** : Intégration des technologies modernes comme l'IA, l'IoT et les capteurs dans la gestion des soins et de la santé des patients.
49. **Smartphone** : Téléphone mobile intelligent doté de fonctionnalités avancées, telles que l'accès à Internet, des applications, des caméras et des capteurs.
50. Système d'Aide à la Décision Médicale (CDS) : Outil informatique qui assiste les médecins dans la prise de décision en fournissant des recommandations basées sur les meilleures pratiques cliniques.
51. **Système de Coordination des Soins** : Plateforme numérique qui facilite la communication et la coordination entre différents acteurs de soins de santé, comme les médecins, infirmiers et pharmaciens.
52. Système de Facturation Médicale : Logiciel de gestion des paiements, des remboursements d'assurances et des factures liées aux services de santé.
53. **Système de Gestion de l'Imagerie Médicale (RIS)** : Logiciel qui permet de gérer les images médicales comme les radiographies, IRM, et échographies, et de les intégrer dans les dossiers des patients.
54. **Système de Gestion de la Performance Hospitalière** : Logiciel permettant d'évaluer la performance des services hospitaliers, en se

basant sur des indicateurs de qualité, d'efficacité et de satisfaction des patients.

55. Système de Gestion de la Qualité des Soins : Système informatique permettant de suivre la qualité des soins dispensés et d'assurer le respect des normes et protocoles médicaux.

56. **Système de Gestion de Laboratoire (LIS)** : Système informatique qui permet de gérer les informations relatives aux analyses médicales réalisées en laboratoire.

57. **Système de Gestion de l'Information Médicale (SGIM)** : Logiciel permettant la gestion des données médicales, le suivi des patients et la documentation clinique.

58. Système de Gestion des Analyses Médicales (LIS) : Outil qui automatise la gestion des demandes d'analyses, le traitement des résultats et leur intégration dans le dossier du patient.

59. Système de Gestion des Dossiers Médicaux Électroniques (EMR) : Système électronique qui centralise les informations de santé d'un patient pour une meilleure prise en charge et coordination des soins.

60. Système de Gestion des Equipements Médicaux : Logiciel permettant de gérer l'inventaire, la maintenance et l'utilisation des équipements médicaux dans l'hôpital.

61. **Système de Gestion des Médicaments (SGM)** : Logiciel pour le suivi des prescriptions et la gestion des médicaments, de l'approvisionnement à la distribution.

62. **Système de Gestion des Patients à Domicile (Homecare Management)** : Logiciel permettant de suivre et gérer les soins des patients pris en charge à domicile.

63. Système de Gestion des Rendez-vous (SGR) : Logiciel permettant la planification, la gestion et le suivi des rendez-vous des patients avec les professionnels de santé.

64. Système de Gestion des Urgences (SGU) : Logiciel dédié à la gestion des admissions et des soins dans les services d'urgence des hôpitaux.

65. Système de Reporting Médical : Outil permettant de générer des rapports automatiques basés sur les données collectées dans les différents systèmes d'information de l'hôpital.

66. Système de Suivi des Malades Chroniques : Outil de gestion permettant de suivre les patients atteints de maladies chroniques à distance, souvent à l'aide de dispositifs connectés.

67. **Système d'Information Hospitalier (SIH)** : Ensemble des outils, logiciels et procédures permettant la gestion des informations médicales, administratives et financières d'un établissement de santé.

68. **Téléconsultation** : Consultation médicale à distance entre un patient et un professionnel de santé, généralement via une plateforme vidéo en ligne.

69. Télédiagnostic : Utilisation des technologies à distance pour diagnostiquer des maladies en se basant sur les symptômes rapportés par les patients via des outils numériques.

70. Télémédecine : Pratique qui permet de fournir des services médicaux à distance à travers les technologies de communication.

71. **Télémédecine** : Utilisation des technologies de la communication pour fournir des soins à distance, incluant la téléconsultation et le suivi à distance des patients.

72. **Telemonitoring** : Surveillance à distance des patients, en particulier pour les patients atteints de maladies chroniques, via des appareils connectés.

73. **Virtualisation** : Technique qui permet de créer une version virtuelle d'un dispositif physique, comme un serveur ou un système d'exploitation, pour améliorer la gestion des ressources informatiques.

74. **VPN (Virtual Private Network)** : Réseau privé virtuel qui permet de sécuriser les connexions Internet et d'anonymiser les activités en ligne en masquant l'adresse IP de l'utilisateur.

75. **Wi-Fi** : Technologie permettant de connecter des appareils électroniques à Internet sans fil via des ondes radio.

www.ingramcontent.com/pod-product-compliance
Lightning Source LLC
LaVergne TN
LVHW022311200926
848481LV00004B/1291
9798899662843